U0041010

Lentils
Diet
Recipe

50天腰瘦11公分！減重12公斤！

小扁豆瘦身法

不挨餓、沒抽脂、沒復胖！
韓國超胖諧星減肥實證，徹底激發你的減重決心

梁海琳、洪性蘭/作者　　張亞薇/譯者

29年來持續挖掘減重的「種子」

你是否曾經仔細觀察過健身房呢？比起身材肉肉的人，體態穠纖合度的人更多。他們即使擁有了堪稱黃金比例的完美身材，仍舊卯足全力、大汗淋漓，甚至還用心梳妝打扮呢！在運動的場所當中，為何身材纖細的人比肉肉男女還要多呢？難道是因為肉肉男女比較懶惰嗎？答案當然不是，我的想法不一樣。

本身屬於肉肉女的我，不願意去健身房的理由是因為在意其他人的目光。穿上運動服裝時，肚子的肥肉馬上原形畢露；在跑步機上面奔跑時，發出的聲音遠比其他人還要響亮；坐在飛輪準備起身的時候，椅墊下彈簧的回彈速度比別人來得更加緩慢；每每移動身體的時候，如波濤來回擺盪的肥肉是多麼容易引起側目、招來嘲笑的眼神。在健身房裡運動的男男女女也許不是那麼有閒情逸致去觀察四周，但對我而言卻不同。肉肉的我在人多的地方，不管做什麼動作，特別是與減重相關的事情，總覺得既害羞又害怕。這真的是相當奇怪的事情對吧？我自己當然知道因為胖而減重是再理所當然不過的事了，但總是感到非常不好意思。

所以我原本打算一個人偷偷減重，想要呈現出漂亮並且穠纖合度的外貌，但總是事與願違。獨自一人默默減重是絕對無法成功的。

獨自一人減重之所以會失敗的原因非常簡單。足不出戶的運動方式是無法真正瘦下來的，而且應該只能依靠控制飲食的方式來減重。我真的就那麼做了。我的閨蜜告訴我，她實施單一飲食方法（one food diet）搭配減肥藥，還吃了減肥的輔助食品。

「為什麼單只靠飲食就能夠甩掉肥肉呢？」

「啊！真是的！因為吃而長出的肥肉，說要用吃來減掉，真是矛盾啊！」

即使覺得矛盾，但是過去我也選擇了斷食減肥法。可是，您知道嗎？斷食是絕對無法持之以恆的，畢竟無法一生都餓著肚子度過，不進食的話可是會餓死的……那麼這樣一來應該如何減重

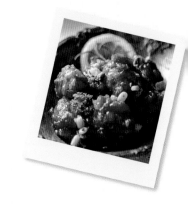

呢？我這次進行小扁豆減重時，有了新的領悟。正因為能夠隨興地吃東西，透過食用有益健康的食物來減重，所以不需要服用藥物或是減重產品，當然如果能夠再搭配運動的話，那效果是再好不過了。

小扁豆瘦身法逆轉了我 29 年來減重失敗的人生。持續食用小扁豆之後，便不會再想要吃其他的零食、速食還有快餐等加工食品，自然而然也就達到瘦身的效果。能夠享用美食同時減重，這就是小扁豆瘦身法的最大的特色。

更神奇的是，食用小扁豆以後，原本討厭運動的我，竟不由自主地想要前往健身房報到，不但不再排斥運動，還常常會有想要運動的強烈欲望。而且就算身處在健身房、運動中心等公共場所，我也不會再感到害羞或有壓力了！這種心態改變的程度已經超越了減掉一兩公斤的體重變化。

我目前依然是個肉肉的女生。為了徹底減重成功，我所要努力的路途還很遙遠。如果我試著去想往後究竟要花多少時間來做飲食調整和運動，也許會頭昏眼花吧，但是我現在已經不再害怕，而且我想要透過這本書將好方法介紹給各位。

請各位不要怕，盡管跨出步伐大步邁進。我懂那種一無所知、手足無措的感覺。我會真心地為各位的減重之路加油。你們都做得到！人生只有一回，我們都已經胖過一回了，現在讓我們以纖細的身體重新再活一次吧！

2014 年　秋天
梁海琳

美味的超級瘦身食物小扁豆

人類歷史上所栽培最久遠的糧食

在世界上最廣為人知的扁豆料理當屬印度的甜扁豆（Daal），以及尼泊爾的傳統主食扁豆飯（Daal bhat）。扁豆飯是尼泊爾最具代表性的飲食，也是搭配其他小菜與米飯一起食用的一種定食套餐。作法是把帶有甜味的小扁豆、生薑、咖哩粉、卡宴辣椒（Cayenne，辣椒的種類）和孜然（屬於芹菜科中的一種孜然芹，以該植物的種子做成的一種辛香料）一起烹調後，搭配米飯一起食用的料理方式，在印度地區幾乎就像是韓國日常生活中吃飯配泡菜一樣常見。

在韓國雖然大家都知道扁豆的原產地來自於印度，但其實最早開始栽培扁豆的地方，是在更靠西邊位置的美索不達米亞文明圈，也就是現今的中東地區。我們所知道的扁豆是在西元前 9,500 百年到西元前 8,000 千年之間開始栽種的。這和人類歷史上最悠久的栽培作物小麥，幾乎是同一個時期。因此在學術界中有這樣的爭論：人類歷史上最早開始栽培的作物究竟是小麥還是小扁豆？最後得到的結論是，小麥為最早的栽培作物，接著才有小扁豆的出現。

小扁豆可以分為褐色、綠色以及紅色三種，但不管顏色為何，其香氣與效果都是相同的。**小扁豆顏色的差異是由於加工過程不同所呈現出來的結果，褐色是加工之前的小扁豆，綠色則是經過第一次加工，而紅色為加工完成之後呈現出顆粒狀，就像是一顆顆米粒般的白米一樣。**雖然一般來說會經過這三種製程，但根據加工過程的差異也會呈現出不同的顏色。

小扁豆葉子（左）以及西元 1885 年在歐洲的小扁豆畫作圖案（右）。不僅印度，中國和歐洲等地區也從以前就開始栽培小扁豆，並且喜愛烹煮後再食用。

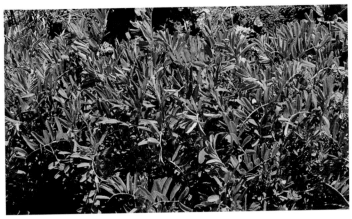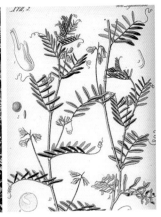

最具有瘦身效果的膳食纖維報告

　　長久以來，小扁豆是在歐洲和美國等西方國家中最具代表性的食材。在義大利和匈牙利的新年，人們都會食用小扁豆，象徵期許成為有錢人的一種風俗習慣，甚至連英國的伊莉莎白女王也習慣將燉煮後的小扁豆當作零食來吃。除此之外，美國專業健康雜誌《Health》挑選出世界五大健康食品，其中包括優酪乳、橄欖油、納豆還有泡菜，當然小扁豆也是其中之一。

　　100 克乾燥的小扁豆當中，含有膳食纖維 30 克、碳水化合物 60 克、蛋白質 26 克和脂質 1 克等各種維生素，並且富含礦物質，總熱量為 353 大卡。如果與其他豆類中所含有的營養成分相比，根據其中碳水化合物、蛋白質和脂質含量的多寡，卡路里也呈現出高低差異（參照以下圖表）。

　　小扁豆中的碳水化合物、蛋白質和脂質等成分，與綠豆、豇豆、青豌豆、蠶豆以及紅豆相似，而膳食纖維相對來說高出許多。此外，比起栗豆、鼠目黑豆、青仁黑豆和黃豆，小扁豆的碳水化合物和膳食纖維的含量都還更高，同時蛋白質和脂質含量相對要低得多。

　　參考前面所列出的表格，把小扁豆與其他豆類相比，小

豆類中營養成分的含量

單位：100g乾燥豆

食品名稱 ＼ 營養成分	卡路里（kcal）	碳水化合物(g)	膳食纖維(g)	蛋白質(g)	脂質(g)
小扁豆（褐色）	353.0	60.0	30.0	26.0	1.0
豇豆	335.0	62.0	17.49	22.2	1.5
青豌豆	333.0	60.3	[15.78]	22.2	2.1
蠶豆	343.0	67.1	[24.57]	20.7	1.3
紅豆	348.0	55.9	9.30	26.0	2.0
鼠目黑豆	334.0	64.4	{17.60}	21.6	0.3
栗豆	358.0	41.2	-	38.9	6.9
青仁黑豆	373.0	30.6	{17.10}	35.0	17.2
黑大豆	382.0	31.1	17.10	35.2	18.2
黑豆	378.0	30.5	17.10	34.3	18.1
黃豆	400.0	30.7	17.10	36.2	17.8

〔〕：預測值，{ }：接近值，—：營養成分和數值不明顯的情況

出處：韓國營養學會，小扁豆營養成分：nutritionData.com《2009 食品營養成分含量資料集》，2009

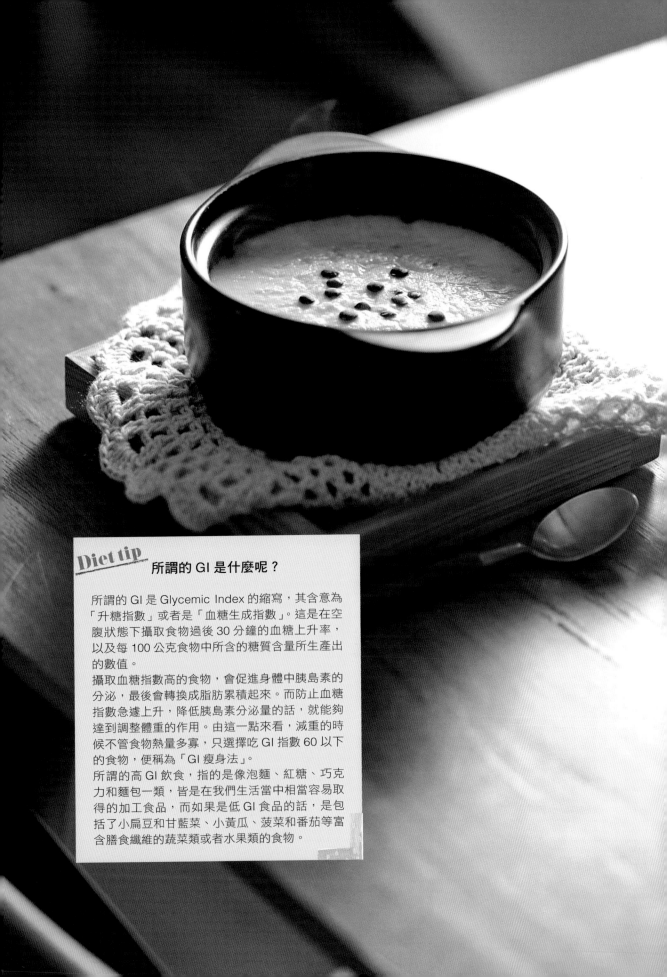

Diet tip　　　所謂的 GI 是什麼呢？

所謂的 GI 是 Glycemic Index 的縮寫，其含意為「升糖指數」或者是「血糖生成指數」。這是在空腹狀態下攝取食物過後 30 分鐘的血糖上升率，以及每 100 公克食物中所含的糖質含量所生產出的數值。

攝取血糖指數高的食物，會促進身體中胰島素的分泌，最後會轉換成脂肪累積起來。而防止血糖指數急遽上升，降低胰島素分泌量的話，就能夠達到調整體重的作用。由這一點來看，減重的時候不管食物熱量多寡，只選擇吃 GI 指數 60 以下的食物，便稱為「GI 瘦身法」。

所謂的高 GI 飲食，指的是像泡麵、紅糖、巧克力和麵包一類，皆是在我們生活當中相當容易取得的加工食品，而如果是低 GI 食品的話，是包括了小扁豆和甘藍菜、小黃瓜、菠菜和番茄等富含膳食纖維的蔬菜類或者水果類的食物。

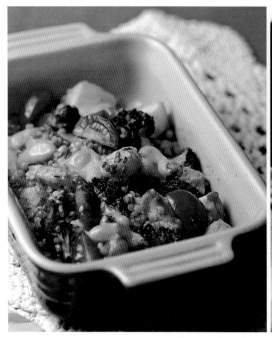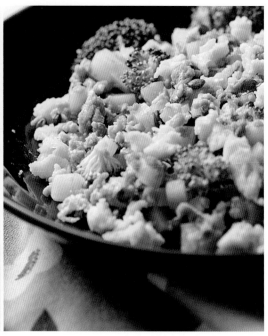

扁豆是所有豆類中膳食纖維含量最高的。含有豐富膳食纖維的食物能夠促進咀嚼動作和口水分泌，並且在腸胃中會緩慢地消化，因此可以帶來長時間的飽足感。

更特別的是小扁豆含有大量的水溶性食物纖維、果膠等成分，這些成分與水的結合力很高，可以輕鬆地在體內融合，形成高黏性的凝膠狀，也能抑制其他營養成分的吸收。除此之外，還能刺激體內腸子的蠕動，縮短食物通過腸道的時間。

小扁豆的 GI 指數為 29，相對其它食物來說是非常低的，這是因為它含有相當豐富的食物纖維。從 GI 層面來看的話，含有豐富食物纖維的食物可以延緩葡萄糖的吸收，同時有助於血糖緩慢上升，也因此能夠預防肥胖、便祕、糖尿病，以及降低血液中膽固醇含量，可以預防日常生活中的常見疾病。

以膳食纖維的含量來看，直接攝取褐色小扁豆外殼的含量最高，其次是綠色小扁豆，再來是紅色小扁豆，所以如果是以減重為目的，我推薦褐色的小扁豆。

一輩子都能夠吃的美味減重食品

在印度、尼泊爾等地區，主要是將小扁豆作為主食來食用，味道非但不膩還有相當出色的營養價值。許多人減重失敗，或者飽受溜溜球現象（體重反彈現象）所苦的原因，就在於減重的持續性問題，由這一點來看，小扁豆是能夠幫助長久持續減重的。就如同我們一輩子食用米飯一樣，選擇長時間持續食用的食物來作為減重食品的話，可以減輕體重，也能夠維持一輩子的身體健康。

小扁豆本身的味道清淡，也沒有其他特殊的香味。如果持續咀嚼，品嘗微小的香氣之外會逐漸感覺到甜味，很多方面都和我們所食用的米飯極為相似。此外，製作料理的時候，還可以加入其他的食材，彼此的味道不會互相衝突，也相當適合拿來做為配料。實際上在國外，小扁豆會被加入生菜沙拉中一起攪拌食用，番茄湯中也會放入小扁豆一起燉煮成主食。也有的人喜歡簡單料理小扁豆，直接在小扁豆中加入橄欖油，輕輕攪拌均勻後再灑上一些義大利香醋一起食用。

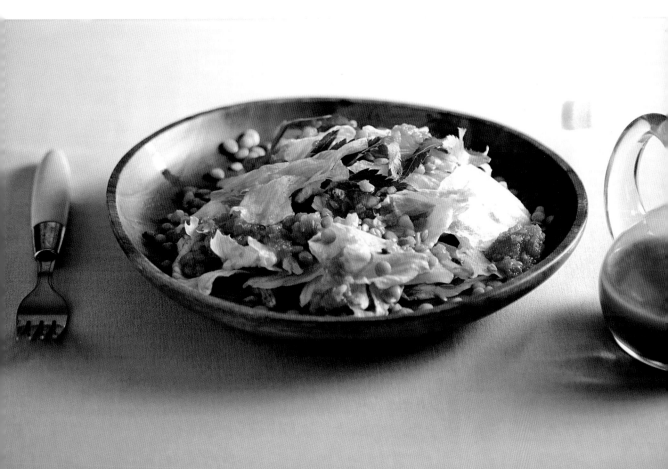

對於各種成人疾病的傑出效果

　　小扁豆如同前文所述，含有豐富的膳食纖維、植物性蛋白質、維生素和礦物質，如果持續攝取，對於糖尿病、高血脂症和高血壓等生活習慣方面的疾病預防有相當的助益。梁海琳持續食用小扁豆之後，不只剷除了腹部的肥肉，甚至連糖尿指數、膽固醇和高血壓指數也全部都恢復到正常值以內。這是可以預期的結果。

　　梁海琳平常吃飯的速度很快，而且還暴飲暴食，對於辛辣重鹹的食物也不忌口，同時經常攝取營養成分不明的速食食品，使得膽固醇和糖尿指數居高不下。換句話說，她平時的膳食纖維攝取量太少了。當她開始食用小扁豆，並同時增加膳食纖維的攝取量之後，進食的速度自然會變慢，也因為飽足感等因素抑制了食慾，整體來說，她的食量已有所減少。藉由這樣的過程，使得身體能量代謝率提升，再加上活動量和基礎代謝量的增加，她所消耗的熱量自然也隨之增加。最後的成果是體重降低，膽固醇和糖尿指數也連帶回到正常數值之內。

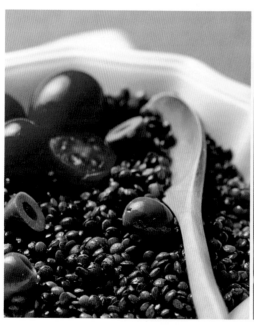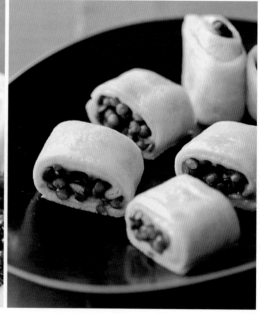

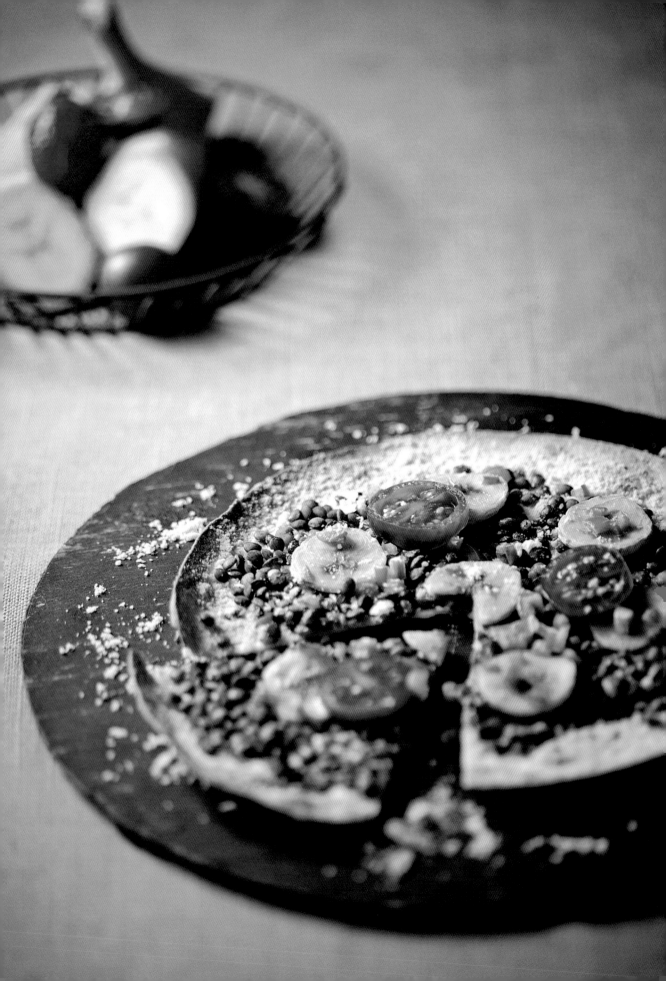

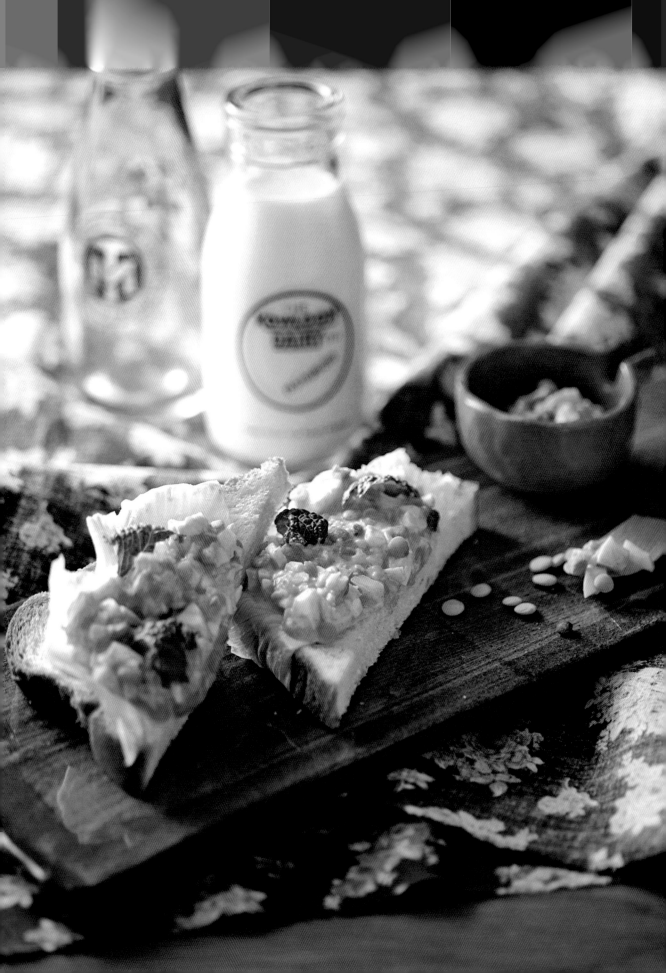

更有效的小扁豆攝取方法

含有豐富的營養成分和膳食纖維的小扁豆，雖然是減重時的最佳食材，但是食用過量的話，可能會引發腹部疼痛。如果是平常食物纖維攝取量就不足的人，更會加重腹部疼痛的症狀，也就是腹部充斥著氣體，而腸子會出現痙攣感覺的疼痛。

平常攝取蔬菜、水果過少的人，我建議在食用小扁豆時，將時間拉長分成幾個階段來進行。剛開始食用的時候，大約從 20g（以成人湯匙為標準來說的話，目測約為一湯匙的量）開始食用，如果沒有出現腹痛或是其他特別症狀的話，可以循序漸進地增加分量。其實大部分的人在食用小扁豆的時候，如果能夠細嚼慢嚥，幾乎可以避免出現腹痛不舒服的感覺。膳食纖維的含量逐漸提高時，也需要攝取大量的水分。如果食用小扁豆卻沒有配合大量飲水，糞便會變得結實堅硬，造成排便的困難，因此需要配合充足的水分一起食用。

小扁豆雖然是一種相當優秀的食材，但是必須要留意，如果攝取過多分量的話，反而會有害健康，並且可能會導致體重增加。以營養學的角度來說，攝取過多膳食纖維時，會阻礙鈣質、鋅和鐵等重要礦物質的吸收。

雖然以前取得小扁豆不是一件容易的事情，但是現今可以透過大型的賣場，或者是網路賣場輕易取得。購買小扁豆之後，必須將小扁豆置於密閉容器中，並且存放於陰涼處。以這樣的方式保存，大約可以維持一年左右。

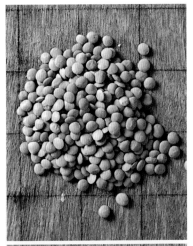

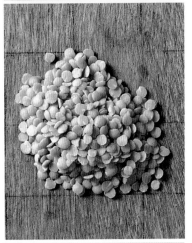

Diet tip　小扁豆哪裡買？

在台灣，小扁豆可至食品雜糧行或進口食品專賣店以散裝方式購買。現在也有有機食品業者將小扁豆以真空包裝，引進到進口超市販售。此外，只要在各大入口網站搜尋「小扁豆」、「紅扁豆」、「扁豆」等關鍵字，我們也能輕易地在網路商店找到小扁豆，選擇安心商家進行交易。要特別注意的是，市面上還有一種中藥也叫做「扁豆」，但是它的顏色是白色，跟本書所介紹的小扁豆不同，提醒大家在購買時別忘了再三確認喔！

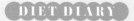

海琳的50天小扁豆減重日記

29 年來我嘗試過各式各樣的減重方法，結果全告失敗，還因為肥胖引發高血壓和糖尿病等各種的成人疾病。在我遇見小扁豆的 50 天當中，我成功減掉了 12 公斤的體重。世界上所有的減重方法我幾乎都嘗試過，而我在這裡要分享比任何一種減肥法更簡便，也更有效率的小扁豆瘦身法。

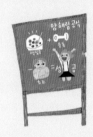

開始小扁豆減重的一至二週

9 點	起床之後的早餐時間，常溫水 1 杯＋香蕉 1 根或者蘋果 1 顆。
10 點～ 13 點	出門運動，以低強度有氧運動為主。利用捷運（不可坐座位，並以爬樓梯代替搭電梯）1 個小時 30 分鐘的時間。
13 點～ 14 點	午餐時間，低鹽飲食（飯 1 ／ 2 碗）。
14 點～ 20 點	攝影、工作會議等個人生活。
20 點～ 21 點	晚餐時間，小扁豆咖哩＋飯 1 ／ 2 碗＋醋醃洋蔥。
21 點～ 23 點	健走，散步約會、打掃家裡、洗衣服等整理家務的運動。
2 點	就寢。

海琳的日記

開始適應小扁豆的時期
早上起床的時候，我覺得身體變得輕盈，慢性頭痛的症狀也緩和了，身體節奏漸入佳境。
但是想吃泡麵、漢堡等非小扁豆飲食，想吃味精調味食物的欲望充滿了我的腦袋，我開始天人交戰。我的肚子經常感到飢餓，於是我把番薯和葡萄柚等食物作為零食。
將一人份的生番薯切成薄片後置於微波爐中，等番薯片熟透之後即可食用。因為吃了一口番薯之後，很容易會嘴饞，一口接一口愈來愈想要吃，因此我每次只製作半顆的番薯片，作為一天當中僅能夠食用的分量。

開始小扁豆減重的 **三至五週**	8 點	起床之後的早餐時間，常溫水 1 杯＋小扁豆奶昔。
	10 點～13 點	出門運動，以有氧運動為主的低強度運動，運動完喝 1 杯小扁豆奶昔。利用捷運（不可坐座位，並以爬樓梯代替搭電梯）1 個小時 30 分鐘的時間。
	13 點～14 點	午餐時間，低鹽飲食（飯 1／2 碗，如果外食的話，則自己帶小扁豆飯）。
	14 點～20 點	攝影、工作會議等個人生活。
	20 點～21 點	晚餐時間，小扁豆飯 1／2 碗＋炒小扁豆＋醋醃洋蔥。
	21 點～23 點	健走，散步約會、打掃家裡、洗衣服等整理家務的運動。
	1 點	就寢。

海琳的日記

完全適應小扁豆。

就寢時間和起床時間開始出現變化。停止工作之後，這是我第一次早上九點以前起床。以前只要醒著就會一直想要進食，還好我現在比以前更早睡，也更提早起床。我完全習慣了小扁豆的味道，肚子餓的時候也是食用煮熟的小扁豆作為零食。每次只食用一湯匙的量，並且灑上一些義大利香醋一起食用也是不錯的選擇。進行的五週當中我因為產生了減肥憂鬱症，因此有三天左右的時間不食用小扁豆，改為食用豬腳或中式飲食，這樣一來又回復到以前的飲食習慣，短暫失去了意志力，但是很快地我克服了這一點，再次回到小扁豆飲食減重法。

開始小扁豆減重的 **六週之後**	8 時	起床之後的早餐時間，常溫水 1 杯＋小扁豆奶昔。
	10 時～13 時	出門運動，做有氧運動和肌力運動。利用捷運（不可坐座位，並以爬樓梯代替搭電梯）1 個小時 30 分鐘的時間。
	13 時～14 時	午餐時間，低鹽飲食（飯 1／3 碗，如果外食的話，則自己帶小扁豆飯）。
	14 時～20 時	攝影、工作會議等個人生活。
	20 時～21 時	晚餐時間，小扁豆番茄湯＋醋醃洋蔥。
	21 時～23 時	散步約會、打掃家裡、洗衣服等整理家務的運動。
	1 時	就寢。

海琳的日記

我不再嘴饞，即使少量進食肚子也會有飽足感。頭痛的症狀完全消除了。以前低強度運動時所出現的膝蓋關節和腳底的疼痛症狀也都消失，可以開始進行肌力運動了。以前為了在運動過後抑制食欲，必須提前喝下小扁豆奶昔，而現在即使沒有喝，也不會暴飲暴食。午餐時間所吃的飯量也減量調整成 1／3 碗。而且吃過飯之後，直到下一次的用餐時間，期間我完全不會想吃零食。最神奇的事情是我養成了細嚼慢嚥的習慣。這樣下去，我似乎真的有可能變苗條呢！

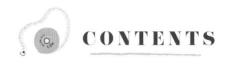 CONTENTS

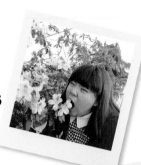

PART 1 29 年來，都只是名義上的減重

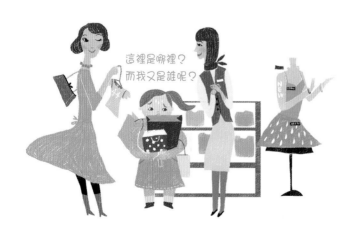

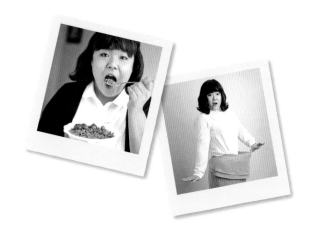

PART 2 透過小扁豆，現在我真的在減重

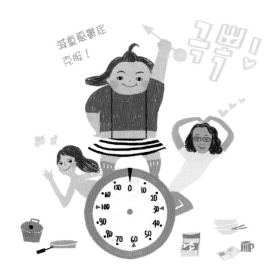

減重憂鬱症克服！

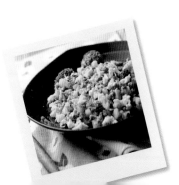

PART 3 51道小扁豆瘦身食譜

*各種料理中建議使用的小扁豆種類，依下列顏色標記。
褐色●綠●紅●

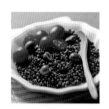
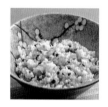
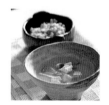
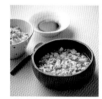
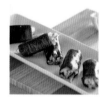
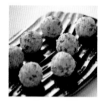
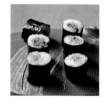
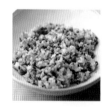
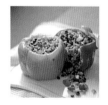
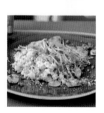

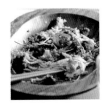
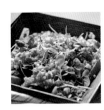
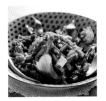
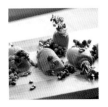
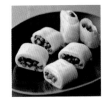
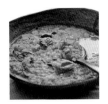
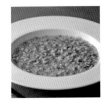
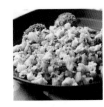
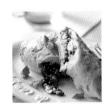
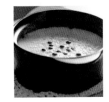
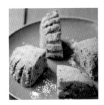
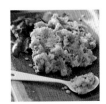
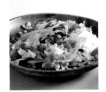
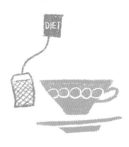

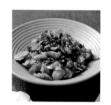
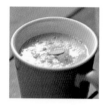
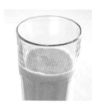
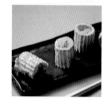
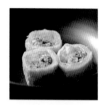
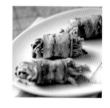
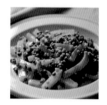
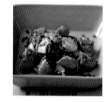
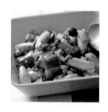
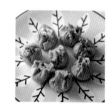
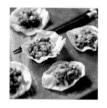
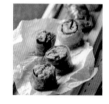
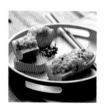
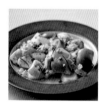

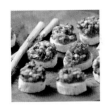
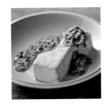
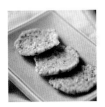
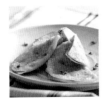
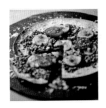
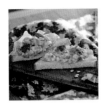
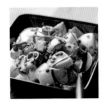
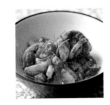
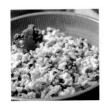
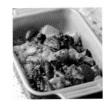
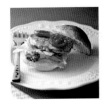
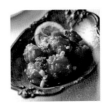
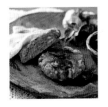

Lentils
Diet
Recipe

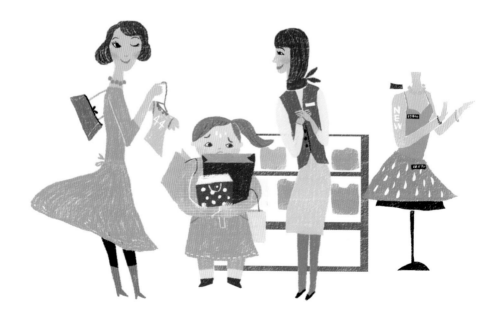

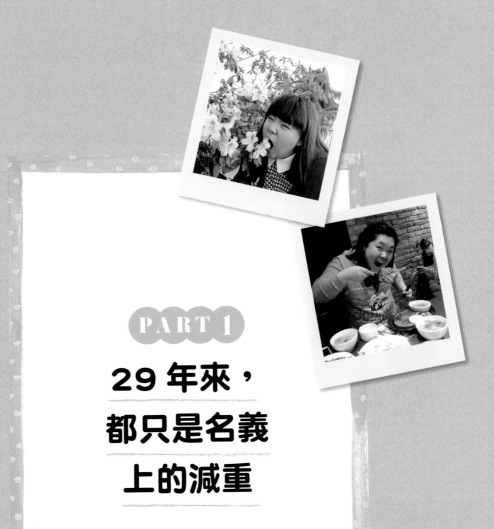

PART 1

29 年來，
都只是名義
上的減重

你曾經為了減重做到何種程度呢？

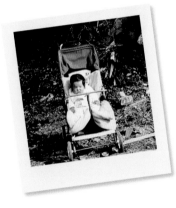

照片是我剛滿一歲的時候。我的人生當中，體重比同年齡的人更輕只有在這個時期了。

我出生時的體重是 1.8 公斤，身長約為一個成人的手掌大小，是個孱弱的嬰兒。聽父母親說，他們看著躺在保溫箱中的我，使盡吃奶的力氣呼吸著，模樣好可憐。

「我們沒有其他的奢求，只要孩子能夠『好好吃東西』，並且健康快樂地長大就好。」

就是從那個時候開始，我像四處奔走哭喊的孝女沈清（韓國著名孝女）一樣，對於父母親的教誨，也就是「好好吃東西」這一句話，刻骨銘心地深深烙印在我的心裡。就這樣子過了 29 年的時光。孝女沈清的美貌就連深藏龍宮之中的龍王也為之著迷，可是我的外貌卻與她大相逕庭，隨著年紀增長，我離美女這個詞愈來愈遠。原本我是個只有巴掌般大小的 1.8 公斤早產兒，如今卻變成即使用上一雙手掌，也遮蓋不了一半的屁股。我，擁有重達 95.4 公斤的肥胖身材。是的，更精準地說簡直是超級肥胖。

在剛來到這個世界之後就住進的房間，現在我連稍微移動一下都會大汗淋漓，氣喘吁吁，就像當年在育嬰箱中吃力喘息著一樣。我在二十多歲的時候發現自己出現高血壓的症狀，當時我呈大字形躺在房間的地板上，心裡想著這下子該怎麼辦才好。

我是真的嘗試過各式各樣的減重方法，事實上早在還沒有變成這麼胖之前，我都不曾放棄過減重這件事情，但是結果全都以失敗收場。我第一次試圖減重是在高中一年級的時候，方法是跳繩減重。這個時期的我對於自己的外貌相當在意，會採用這個方法是因為學校裡傳聞有人用跳繩減重成功，消息很快

26

地在校園內傳開來。

在那之前，我從來沒有和體重上升這件事對抗過，甚至連一次想要減重的念頭都沒有。天性開朗樂觀的我，在朋友圈中相當受歡迎。我問朋友：「我到底有多胖呢？有像那個人這麼胖嗎？」朋友回答我：「不會啊，妳看起來比她好太多了。」圍繞著我的朋友們像天使一般的善良，我當然志得意滿，根本不覺得自己哪裡不好。

然而當時，學校裡相當盛行的跳繩減重法受歡迎的程度，就連身材不胖的人也都躍躍欲試。於是耳根子軟的我也和朋友們一起搭上了這股熱潮。在夕陽西下的黃昏時分，我和朋友們在公園集合，表情悲壯地在腰上繫著跳繩。在開始跳繩之前，我們決定先簡單吃碗泡麵當作晚餐。

出發前，我們還細心地在保溫瓶中倒好熱水，到達公園之後，隨即一邊吃著泡麵一邊聊天，聊到如入無人之境。等到我們回過神時，太陽已經完全落下，天色轉為昏暗，我們根本忘記了起初是為了什麼目的而聚集在此，便隨即分手各自回家去了。回到家裡之後，我發現纏繞在腰間的跳繩，這才想起自己

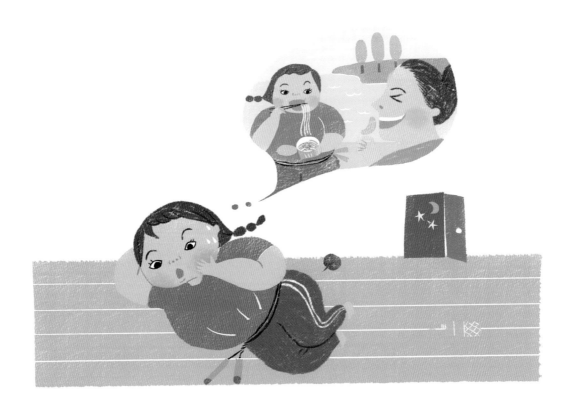

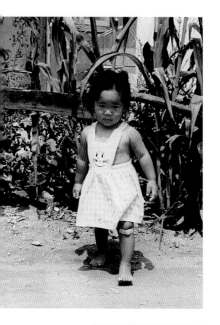

這個時期不管是爸爸或媽媽，只要看著我吃東西的樣子，都會眉開眼笑。反觀現在，不管我在嘴巴裡面放入什麼東西，只要被他們看見，立刻對我投以強烈的譴責和責難眼光。

是要去跳繩減重的，不過最後也就解開跳繩丟到一旁罷了。這就是我第一次的減重經驗，從那之後就開始了我精彩不斷的種種減重體驗。

第二次減重是在我準備進入社會工作的時候。脫去校服後，社會大眾對於胖子投以更加殘酷的眼光。就算是在面試的時候也是如此，與工作能力完全無關，就因為我身材胖胖的而不錄用我。於是我開始了斷食減重法，一點也不在乎利弊得失，只是一股腦兒、無條件地餓肚子。

我曾經在三天當中，堅持只喝水和食用少量鹽巴。那三天的時間，我的腦子全被「肚子餓」這三個字占據了，完全無法思考任何事。第一天就這樣子懵懵懂懂的過去了，隔天一起床看到鏡中的自己，臉上毫無血色。

「唔～才一天就有效果了啊！」

但是站在鏡子前的我頓時感到一陣飢餓。時間來到了晚餐時分，比起肚子餓的感覺，我感受更強烈的是疼痛感。我一整天都待在家中，盡可能地躺臥並且鮮少活動。因為我知道，如果我四處閒晃一定會不自覺地走到廚房，然後打開冰箱。因此我持續躺在床上，而到了夜晚時分，即使一點睡意也沒有，我依然強迫自己入睡。終於挨到了隔天早上。我原本擔心會因為飢餓而產生疼痛感，但是神奇的是，肚子竟然一點也不痛了，就連飢餓的感覺也蕩然無存。當我試穿衣服一看，肚子好像消風的氣球一樣。我應該是要開心的，但是我卻一點也無動於衷。

「原來只要不吃東西，就能夠減重了啊……」

由於跟朋友有約而出門去，朋友們一看到我就問我是不是哪裡不舒服。雖然我嘴上說沒事，但是我整個人無精打采，而且對任何事情都興致缺缺。腦海中只不斷重複著「原來只要我不吃東西就能夠減重了啊！可是，我能夠一輩子都不吃東西嗎？」

一想到要一輩子都餓著肚子這件事情，我突然間感受到一股壓力湧上心頭。當我回到家裡的時候，我被憂鬱的氛圍壟罩，久久不能散去。我的內心百感交集，情緒低落，不知道為什麼，總覺得有一種委屈的感覺。我為什麼要讓自己變得這麼胖而開始這種自我虐待的生活，甚至也開始埋怨著為什麼人生

會走到這般田地，當時我的心情真的是盪到谷底。就這樣，我度過了三天餓肚子的減重時光。

我原本打算只要餓三天肚子就好了，既然做到了，那也算是一種成功。只是當我三天後再次坐在飯桌前，便開始煩惱了。

「在吃這一頓飯的瞬間，我就會開始長肉了吧！如果說一輩子都不吃東西才能瘦的話，那我肯定瘦不下來！」一想到這裡，我把湯匙放回桌上，轉身離開了餐桌。媽媽用一半戲謔一半擔心的口吻問我為什麼不吃午飯。

憂鬱的氣氛籠罩了整個房間，我躺在床上時，突然感覺睡意全消，食慾如泉湧一般直衝腦門而來。我馬上起身拿起電話叫外賣，還點了兩人份的海鮮辣湯麵。過了十幾分鐘，海鮮辣湯麵送來了，當我一看見海鮮辣湯麵的瞬間，便失去了理智。

麵條幾乎沒有經過咀嚼，就被我囫圇吞棗地直接吸到胃裡面。因為這樣子，我胃痙攣了。雖然痛得我難以忍受，眼淚潸然流下，我還是緊緊抱住疼痛的肚子，將兩人份的海鮮辣湯麵全部都一掃而空。吃完海鮮辣湯麵後，又經歷好一陣子胃痙攣的抽痛，但隨即我就恢復了精神。

為了補償餓了三天的肚子，從吃了海鮮辣湯麵之後，我將冰箱內的食物一掃而空，只要是冰箱裡面能吃的東西，我全部都拿出來吃掉。此後連續三天我竟然都這樣子度過，而令人不解的是，比起之前餓三天肚子所減去的重量，三天後我的體重多出了更多。這是我第一次經歷溜溜球效應。

後來，我為了準備面試而採取了單一飲食瘦身法。如果只是毫無策略地餓肚子節食，會造成溜溜球效應，所以我心想必須要有因應對策才可以。於是我開始單吃某種食物來瘦身，像是地瓜、營養完整的番茄、「零」卡路里的蒟蒻、富含抗氧化成分的葡萄、顧胃並且清除宿便的高麗菜、如果是早上食用的話，比吃山蔘還要好的蘋果、不但味道好也富含纖維質的香蕉、食用分量的 80% 皆為水分的西瓜，以及擁有優質高蛋白營養的雞蛋，風味豐富並含有植物性蛋白質的豆腐等等，說我都曾經將上述的各種有益於

漸漸開始出現肥胖預兆是在國小的時候。父母親和周圍的人們只要看到我便會誇獎我，讓我感到安心。可是我一到學校裡，便開始被頑皮的男孩子們嘲笑，為我取「豬」或「豬排」等和肥胖有關的綽號。

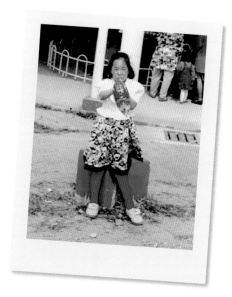

減重的食物，用來作為單一飲食瘦身法，一點也不為過。

但是，這種瘦身方法所帶來的結果和斷食瘦身法並沒什麼兩樣。平常持續執行單一飲食瘦身法的話，只要一恢復正常飲食，我的食慾就像是颳起暴風雨一般的強烈，伴隨而來的也就是溜溜球效應。

在嘗試各式各樣的瘦身法的同時，我也找到了工作。我離開故鄉來到位在京畿道平澤市的公司宿舍，開始了宿舍生活。在全部都是女生的宿舍裡，所談論的話題自然是圍繞在男生和減重這件事情上。某一天我和室友的姊姊聊天時，室友姊姊說自己以前相當肥胖。聽到身材苗條的室友姊姊說自己以前也是肉肉女時，我立刻豎起耳朵，專注聆聽她敘述自己減重的過程。

室友姊姊說她在一家叫松炭的醫院拿到了一種很不錯的食慾抑制劑。她說如果吃這種藥的話，食慾會降低，甚至連脂肪也連帶跟著分解，而且還不會有溜溜球的反效果。只是這種藥的藥性很強，伴隨著強烈的副作用，會產生劇烈的心悸，雙手也會不自覺地顫抖。另外還會有失眠和掉頭髮的副作用。即使如此，她還是不斷強調這種藥的效果真的很好。她還說下次休假的時候，要帶我一起去那裡看看。

如果說只是掉一點頭髮的話，對我來說是小事情，我的髮量本來就比較多，稍微掉一些頭髮也不是什麼問題，況且只要減重成功之後停止吃藥，心悸、手抖和失眠等症狀應該就會不藥而癒，這樣一來就沒什麼問題了。而且，這是醫生開的處

國中時期的我（前排左一），漸漸地由「肉肉女」變成「胖胖女」。當時我身邊那些善良的朋友們常說：「妳並沒有很胖啊！」而我也深信不疑，活在這種善意的謊言之中。

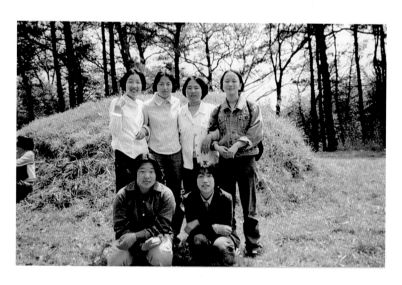

方，當然也不用擔心會危害健康而導致喪命這種問題。

　　我說啊，這麼好的減肥名藥竟然藏了這麼久才讓我發現，我若是早一點知道的話，就不用過以前那種痛苦的日子了，自己想想都覺得委屈。於是，我期待著室友姊姊帶著我去探訪名藥那天的到來。

　　終於到了休假這一天，室友姊姊帶著我一起前往松炭醫院。一到了醫院，裡頭人滿為患，我立刻感受到這真的是一間很有名的減重醫院。在和醫生談過之後，我打了一種減肥針，說是有助於脂肪分解的腹部注射。雖然有些疼痛，但是看著隆起的肥肚子來回擺盪，感覺變得十分地柔軟似的，好像注射之後真的立即見效。哇！我這一次真的可以瘦身成功了！

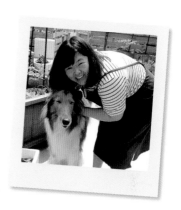

我是個愛狗人士。狗對於不管是胖子還是瘦子，都一視同仁。

　　當場我就拿到處方，吃下了食慾抑制劑。我內心暗自期盼著吃飯時間的到來。我開始幻想自己能夠跟瘦子一樣說：「我沒有什麼胃口，今天我不吃飯了」的模樣。可是，自從開始服用這個藥之後，我的肚子也跟著餓了。剛開始我以為這是必經的過程，但是隨著時間愈久，肚子也就愈餓。現在不管是什麼東西都好，我都想吃。可是，我費盡千辛萬苦地拿到了藥，好不容易度過這一路來的辛苦，豈能在此刻功虧一簣，於是我決定放棄晚餐。不管三七二十一，我決定先睡再說，但是我卻失眠了。

　　「吃了這個藥的話，是會有失眠的症狀的。啊！藥效終於發揮了呀！」雖然剛開始我抱持著正面的想法，但是那天晚上我還是吃了消夜。我點了中份的生菜包肉，而且我一個人就把它們全部都解決掉了。

　　隔天早上我又再吃了一次藥，可是過了一陣子又開始嘴饞，這種強烈的食慾一直盤旋在我的腦海中揮之不去。我不知道到底是怎麼一回事，我覺得不管是什麼食慾抑制劑，對我來說都變成了「食慾增進劑」！一個禮拜之後，雖然我應該要再去松炭醫院回診，但是我卻留在宿舍裡面洗衣服。這時我的體重增加了 2 公斤。

　　各種的減重方法，我都親身嘗試過了。我的宿舍某個角落堆疊著呼拉圈、跳繩、運動套裝、海藻藥丸等物品。雖然我試著想要使減重逐漸變成我生活當中的一部分，結果卻是只要我一有空，根本都在增重，一切都付諸流水。就這樣子到了某一

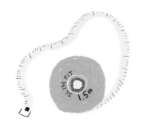

天，在我任職的公司所在地平澤地區，聽說開了一間專門減重的中醫診所，這個消息傳到了宿舍裡。

於是我接受了脂肪分解針灸，同時採取服用中藥的瘦身方法。特別是中藥的部分，這是在接受診脈之後，調配出適合個人體質的藥。之前我服用過所有人都適用的西藥食慾抑制劑，卻留下了痛苦的記憶，這次能夠特別針對我的體質，開出適合我的藥，這一點著實深深吸引了我。

「這一次我似乎真的能夠減重成功了。我的食量沒有特別大，也不喜歡吃重口味，體重之所以會增加，很明顯就是因為我的體質出了問題吧！」

我一下班便以迅雷不及掩耳的速度直奔中醫診所，我伸出手臂來對中醫師說：「到底讓我體重增加的原因是什麼？請幫我改改這個一直變胖的體質吧！」沉著穩重、看起來絕頂聰明的中醫師輕輕地向我點頭示意後，便開始為我把脈診療。

「請您快點告訴我，到底為什麼我以前不管使用任何減重方法都無法成功？」

中醫師在一張圖表中寫下幾個字之後說道：「患者您與外表看起來大不相同，體內相當地寒冷。因此，就算只吃一點點東西，體重依然會不斷上升。您只要扎脂肪分解針灸，再搭配改善體質的藥品即可。」

哈利路亞！我的老天爺啊！果然跟我想的一模一樣。原來我會胖，真的跟體質有關係。我對中醫師投以信賴的眼神，按照他的指示，實施脂肪分解針灸。

我躺在針灸床上時感到相當害臊，但還是撩起了上衣。中醫師慎重地將一根根的針扎入我那鼓鼓的肥肚子上。即使我的肚子上扎了相當長的針，卻沒有我想像中那麼痛。

「比起在松炭醫院裡面所接受的注射治療，還要來得不痛呢。早知道我就先來做中藥減重法了。」我暗自竊喜，心裡哼著歌曲。中醫師在我那龜甲船一般堅硬的肚子上扎了滿滿的針之後，便離開了。

「這樣扎針一點都不痛，就能夠減重，加上我從今天開始服用中藥的話……過了一個月後，究竟能夠瘦多少呢？」我沉浸在幻想中，想像著擁有姣好的身材，打扮漂亮穿上華服的那個我，這時護士姊姊推來了一台大機器。那個機器是幹什麼用的呢？我還來不及提問，護士姊姊便很快地將機械和我肚子上

的針頭連接完畢。現在是要做什麼呢？緊接著機器電源被打開了。

「啊！！！」我發出了連自己都嚇一跳的哀號聲。

「這個什麼東西啊！？實在是超痛的！！」

我肚子上的針痛得我無法動彈，我著急地詢問一旁的護士姊姊。

「脂肪分解針像這樣連接機器之後，電流就會在肚子裡面流竄，這樣才能夠達到分解脂肪的功效。如果真的覺得很痛，那就稍微忍耐一下，只要想著這一切都是為了減重就可以了。」身材纖細的護士姊姊親切地跟我說明完之後，也離開了房間。

什麼叫做「只要想著這一切都是為了減重就好」？這個方法跟電刑拷問究竟有何不同呢？疼痛的地方就連用手輕輕碰觸都難以忍受。接受電療二十分鐘左右，我好像被打入萬劫不復的十八層地獄一般的痛苦。電刑拷問，啊！不，是在我接受針灸電療的同時，中藥也準備好了。針灸加上中藥藥包總共花了我 60 萬元韓幣。這是一筆為數不少的金額。即便如此，一想到能夠改善我「易胖的體質」，我便默默地將信用卡拿出來刷。

之後回到宿舍，我壓抑著內心的雀躍，看著手裡能夠轉變我體質問題的中藥，一包包小心翼翼地拆開服用。味道相當苦，但我想到俗話說良藥苦口、吃得苦中苦，方為人上人，便把剩下的中藥一飲而盡，託這些苦澀中藥的福，我皺緊了眉頭，瞪大了雙眼，看到了寫在處方簽白紙上的字「持之以恆喝中藥，是必須遵守的守則」。

「服用中藥時，絕對禁止食用肉類。服用中藥時，食物攝取的量是平時的三分之一，包括蔬菜類在內。服用中藥時，絕對禁止食用餅乾、飲料以及酒這一類的食物。」

一想到我已經花了 60 萬韓幣，便產生一股意志，要努力遵從守則。七天之後，我減掉了 2 公斤。可是從第八天開始，只要我一吃中藥，就會出現嘔吐的症狀，還會產生頭暈目眩的情況。雖然我知道不是因為這個中藥有問題，才會出現這樣的症狀，但是我的身體已經開始抗拒，不願意讓我再服用這些藥了。我無法阻止我身體中自發性的本能意志。結果就是，我將價值 30 萬元的中藥，和呼拉圈和運動服一起閒置在宿舍角落。不但如此，僅僅一個禮拜的時間，溜溜球效應就讓我又增加了 5 公斤。

二十歲時的我也不例外，像其他人一樣正是喜歡打扮的年紀。化妝、燙頭髮，還有嘗試各式各樣的減重方法。

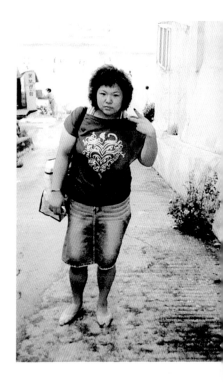

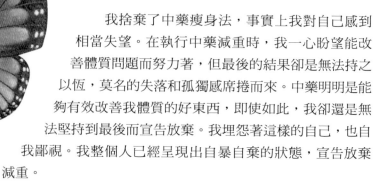

擁有彷彿能夠飛上天一般的輕盈身材，不知道會是什麼感覺？

我捨棄了中藥瘦身法，事實上我對自己感到相當失望。在執行中藥減重時，我一心盼望能改善體質問題而努力著，但最後的結果卻是無法持之以恆，莫名的失落和孤獨感席捲而來。中藥明明是能夠有效改善我體質的好東西，即使如此，我卻還是無法堅持到最後而宣告放棄。我埋怨著這樣的自己，也自我鄙視。我整個人已經呈現出自暴自棄的狀態，宣告放棄減重。

此時正值我靠自己賺錢生活的時候，我雖然是住在宿舍裡，但是一個人的生活讓我不知不覺陷入電視購物的誘惑。購物不用出門，不用四處趴趴走，我覺得這是對我來說最好的方式了。我並不是討厭出門逛街，而是討厭我逛街的時候，路人向我投射過來的眼光，別人對我過多的關注總是讓我覺得很有壓力。

這一天我一如往常完成工作之後，收看電視購物頻道。螢幕上的模特兒是當紅的女子團體 Babyvox，她們介紹著減重食品，主要是以辣椒素製作而成的粉末，將粉末加入水中一起服用的一種減重食品。根據購物台的介紹，這種辣椒素進入體內之後，便能夠自行在體內產生熱能，它能夠消耗體內的熱量，幫助達到減重的效果。我的消費衝動和減重衝動再一次迸出火花。不知不覺我已經完成了訂購，看著女子團體喝下辣椒素之後，身體彷彿開始燃燒發熱的樣子，再配合電視購物台主持人口沫橫飛的說明，我看著看著莫名感到開心。

只要喝下辣椒素，就能夠將我體內的脂肪全部都燃燒掉！太棒了，我馬上就下訂，只是不知道何時才會到貨……。幾天之後，我收到了商品，便馬上打開服用。哇勒！電視購物台主持人怎麼有辦法笑著把這個喝下去？結果我把辣椒素粉直接丟到垃圾桶了。

後來我從電視購物台所購買的減重產品全部都到齊了。其中，有那種號稱只要穿上去便能夠瘦身的運動服，我穿去運動的時候，竟然呼吸困難到快要暈倒了。另外還買了一個像是遊樂器材的器具，只要趴在上面反覆推拉，就能夠訓練出腹肌，用了之後我得到的獎勵就只有下巴受傷而已。我所賺的錢不只花在電視購物台的減重商品上，我還很大手筆地在我住處附近的健身房裡，提前支付了六個月的費用，但是我也沒有因為這

樣子產生去健身房運動的衝勁。

不誇張，從我第一次用跳繩減重之後，即使我嘗試過數十種的減重方法，我依然是一個重達 95 公斤的胖胖女。我是連在我自己的房間裡面移動，都覺得相當吃力的超級肥胖者。

以這樣的體重活到現在的我，就像是個笨蛋似的採取各種極端的減重方法。不只有我，還有許多減重者們，都希望能夠在短時間內看到減重的效果。但是，這個世界上並不存在能夠在短時間內，讓體重大量減輕的方法，而我卻是不信邪的例外，固執地相信下個方法一定會更好，這種貪圖安逸和渴求快速減重的焦躁情緒相互交織，最後讓我以失敗收場。

幸好現在的我已經掌握到重點。29 年來所養出來的肥肉，只需要幾週或者幾個月便能夠消除的這種觀念，我的腦袋、身體和心理都相當地清楚，這是騙得了別人卻騙不了自己的。追求快速且極端的減重方法，只不過加重了更劇烈又更快速的溜溜球效應。如果這個減重方法不是一輩子都適用的話，那就不能算得上是一套好的減重方法，而且即使那種方式能夠減重，還倒不如不要開始，省得後患無窮，至少不用面臨溜溜球效應的摧殘。

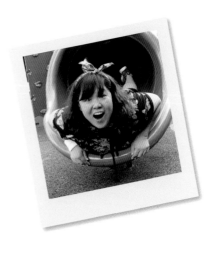

體重增加的原因為何？

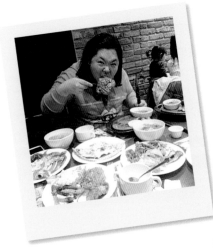

雖然我個人並不偏好湯汁多、重口味的食物或者酒類，但是體重為什麼不減反增呢？不過老實說，我相當喜歡光顧吃到飽餐廳。

聽說容易長肉的人都喜歡喝湯。

但我是討厭喝湯的人，為什麼我的體重還是直線上升呢？

啊！原來是吃了「太多」的配料了。

聽說容易長肉的人都喜歡飲酒。

但我是個滴酒不沾的人，連一小杯也讓我覺得很難下嚥，所以我從不喝酒。可是為什麼我的體重還是直線上升呢？

啊！原來是因為續攤五次，吃了「太多」的小菜了。

我參閱各種減重資訊，我的條件都不符合那種容易長肉的條件。而且我的飲食習慣比較清淡，滴酒不沾，所以只要跟朋友們見面的話，我經常會對他們發牢騷。

「我既不吃重口味的食物也不喝酒耶！可是我依然這麼胖。像我這樣的人到底應該怎麼減重呢？」

難道真的沒有任何一種為我量身訂做的減重方法嗎？就在我這樣子嘟嘟嚷嚷的某一天，我頓時領悟到一個關鍵點。那天一如往常，我快速地解決了餐點，轉過頭去看看身旁的朋友們，他們照常地享用美食。我索性托著腮幫子觀察著正在用餐的朋友們。

身材纖細的朋友吃飯的時候是將一口飯放到嘴巴裡，然後在滿桌子的小菜中，一道一道依序夾起來吃，而且，她把飯碗裡一顆顆的米飯放入口中之後細嚼慢嚥，這是她長久以來的飲食習慣。這個女生比我還要會吃，可是到底為什麼她吃再多都不長肉，只有我會長肉呢？我觀察了一陣子之後，突然覺得怒火中燒。

「喂！妳不要吃了啦！看到妳吃東西真的很讓人煩躁。為什麼妳吃再多都不長肉，只有我會長肉呢！？」

快速吃飯是我的專業。就像是與喜歡搞笑的喜劇演員競爭一般，快速吃飯是我的特殊技能之一。我在這個技能領域當中，可是具有最高水準的。事實上，我不只能快速吃飯，只要是吃的東西，我都能夠快速地消滅它們。不管在什麼場合和朋友們一起用餐，最早將湯匙放下的人，毫無疑慮的一定是我。喝咖啡的話，我也是發出呼嚕嚕的聲音然後一口乾掉，即便是吃漢堡，我也是咬下第一口後，第二口就吃得精光。餅乾零食也是如法炮製。另外一項特點就是當我在吃東西的時候，必定只挑我喜歡的食物吃。

你說我會只吃一碗泡麵嗎？當然不是囉～，泡麵就是要配著海苔飯捲一起吃才對味嘛！

你說我會只吃一碗冷麵嗎？當然不是囉～，冷麵就是要配著五花肉一起吃才對味嘛！如果沒有五花肉的話，水餃也可以湊合著吃。

你說我喝咖啡時會不加糖嗎？那當然沒問題。因為我正好打算要跟甜滋滋的蜜糖吐司一起吃下，如果配上不加糖的美式咖啡，正好是絕配。

泡麵加上海苔飯捲。鹹味餅乾加上甜味餅乾。美式咖啡配上甜死人不償命的蛋糕。這是我的飲食習慣，並不是亂點食物湊合著吃。結果，我每次食用的分量都是其他人的兩倍之多。

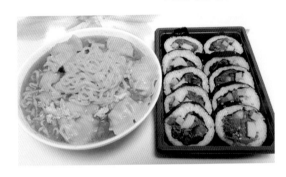

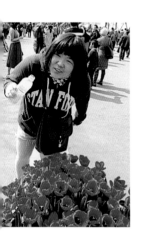

如果我像花朵一般,只要吸收水分就能夠存活的話,不知道該有多好呢!

某一天,有個朋友這樣對我說。

「妳不是說要減重嗎?怎麼還點起司蛋糕來吃?」

妳看看嘛,跟美式咖啡絕配的東西,就是軟綿綿的起司蛋糕,大家不都這樣點的嗎?這位朋友妳好像還搞不清楚狀況喔。既然如此,我就證明給妳看看,我並沒有放棄減重的計畫。咖啡上面不要加鮮奶油,搭配的是使用低脂牛奶製作而成的起司蛋糕喔!

當其他人問我,為什麼我會這麼胖。我總是刻意保持笑容回答:

「就是說啊!我真的就是那種只喝水,喔!不,應該說就連呼吸都會變胖的體質吧!」

雖然體質問題無法忽視,但是仔細想想,真正讓我變胖的理由,其實根本出在飲食習慣上。暴飲暴食使得我不自覺中吃進了過多的食物,這種壞習慣就是稍微肥胖,喔!不,應該是超級肥胖的養成捷徑。為了要達到減重的效果,我必須養成正確的飲食習慣,這一點相當重要。如果你不知道自己平常的飲食習慣是怎麼樣的話,可以問問經常和你一起吃飯的朋友們。這些人肯定知道。

我一旦收到別人送的甜甜圈,為了馬上吃掉它,會立刻在附近買一杯飲料來配著吃。可是,同行的友人則是把甜甜圈先收著,等到肚子餓的時候才拿出來享用。而這個朋友的身材是穠纖合度的。

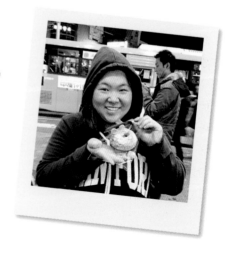

STORY 3

我的衣櫃裡面沒有褲子

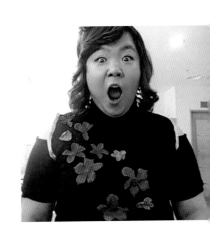

如果你們打開我的衣櫃就會發現，我所擁有的裙子數量相當多。但是這並不是因為要反映出我的女人味。我喜歡穿裙子的原因只有一個——因為我無法穿上褲子。在這裡先暫停一下！如果你聽不懂現在我到底在說些什麼，代表你還不算是超級肥胖的人。而你如果聽懂了我所說的話，現在就應該立刻跟我一起減重，因為我們的性命現正遭受威脅。

身材纖瘦的人買衣服時，在街上逛著逛著看到漂亮的衣服，會有衝動消費的情況，也會仿照身邊朋友們穿的衣服，或者參考明星所穿的服飾來購買。大部分的人在購買衣服的時候，最先考慮的是衣服的漂亮設計和價格，但是我卻不一樣。

我買衣服的時候首先要顧慮的就是尺寸問題。我在逛街的時候，如果看到覺得漂亮的服飾，即使我也想要穿得像女演員一樣的華麗，但是在服飾店當中，能夠找到塞得下我身體尺寸的衣服，簡直就像是奇蹟一般。除此之外，請服飾店的店員尋找適合我尺寸的衣服，遭受店員白眼的感覺，讓我覺得相當地難過。因此，大部分的時候我都是躲在家裡上網，透過網路來添購衣物。

即使是網路商城，擁有大尺碼服飾的商家其實並不多，但是漸漸地，我找到了屬於我自己的血拚節奏。我的網絡血拚可以分成三個階段。第一個階段，先輸入「大兩號」以及「寬鬆」兩個關鍵字去搜尋衣服。顏色的選項就直接跳過，第二個階段是直接確認尺寸。若是有「尺寸標示為 free」或「99」的尺寸號碼的話，那真是超幸運的一天，總算撿到一件能穿的衣服了。接下來就是懷抱愉快的心情，輕巧地將滑鼠移到網頁最

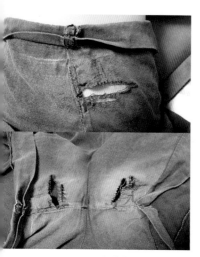

這些都是買了還不到三個月的褲子，你們相信嗎？雖然有些人是為了要凸顯個人風格，故意把褲子弄破或是挖洞，但是現在這個時代，還有多少人會把褲子弄出幾個破舊的洞來呢！？

下面的詳細說明事項，來做最後的確認，這是第三個階段。

「洗滌時的注意事項？到底為什麼會有這個鬼東西。對我來說，重要的只有衣服尺寸而已呀！」

這樣仔仔細細，煞費苦心地挑選之後，我買了有鬆緊帶的衣服。特別是褲子，緊貼身體的部分很多，像大腿的內側和周圍，還有胯下的長度等等，比起買上衣或裙子的時候，需要確認的注意事項更多。鬆緊帶褲子也要注意尺寸的這件事情，應該會讓不少人大吃一驚吧。沒錯，就算是鬆緊帶褲子也必須確認尺寸呢！

在我還沒有察覺自己的身體變得如此肥胖時，只確認了腰圍和大腿內側的尺寸之後就購買，卻沒有注意到胯下的長度太短，因此無論我如何使力把褲子往上拉，只能穿到屁股的一半。這實在是太誇張了，我拿給瘦子朋友試穿看看，那件原本只能套進我一半屁股的褲子，朋友穿上之後還寬鬆得很，簡直就像是高腰褲一樣。從那之後，我買褲子時一定會確認胯下長度。

要穿上這麼費盡心思買來的褲子只有一個方法，那就是穿著寬鬆的T恤蓋過褲子。並且絕對不能夠將T恤塞進入褲子裡面。大腿內側被褲子勒得緊緊的，壓迫在腰圍的鬆緊帶，硬生生地把我的下腹部和上腹部擠壓成兩塊肉，毫不留情地凸了出來。以鬆緊帶為基準，分成上下兩層溢流出來的肚子，就像是韓國歌手IU的三段高音似的，整整齊齊呈現出完整的三個區塊，彷彿快要撐破衣服爆炸開來。也因此這副模樣除了用長T恤來掩蓋之外，別無他法。

即使是如此煞費苦心才買到的褲子，卻無法穿很久。只要有過肥胖經驗的人應該都會有同感，那就是每當走路的時候，大腿內側的肉都會互相摩擦，因此使得褲子的壽命減短。新買來的褲子也是如此，就算是實用耐穿的牛仔褲也撐不過六個月的時間，大腿內側的布料就會出現磨損破洞的情況。

穿著摩擦過度而破損的褲子，總是在我走在路上的時候出糗。某一天，褲子磨出了一個偌大的破洞，瞬間我感受到一陣涼意。褲子大腿內側的肥肉無聲無息地向外頭滿溢出來，左右腳的肥肉還相互緊貼著。在這樣的狀態之下，如果繼續行走，放任兩邊的肉持續摩擦不管的話，就會產生傷口。以夏天來說，汗流不止的時候，傷口會更加刺痛。但是，比起生理上的

痛苦，我覺得心理上的傷口更加令我難受。

「這次褲子又撐不過六個月啊！又要再一次經歷那些繁瑣的購買過程了！而且錢也不夠了……」

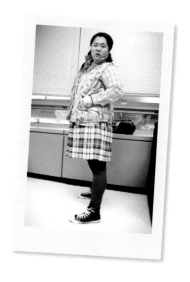

就算是再怎麼強調材質耐穿性的褲子，也只撐了一個月，大腿內側就因為摩擦而產生一堆毛球。這個時代會因為衣服磨損嚴重而丟棄的人，大概只剩下我了吧！正因為如此，我才討厭穿褲子。身材纖瘦的人絕對無法體會我這種苦衷，當然也不會經歷像我這樣的痛苦。

最後的結果就是，我選擇了裙子來穿，因為不需要擔心大腿的尺寸、胯下的長度，或者大腿內側的布料磨損。即使露出粗肥的腿部會引來他人的側目，也好過走在路上，大腿內側突然破了如手掌般大小的洞這種情況還要好得多。當然我也會在裙子裡面穿著內搭褲，雖然內搭褲也會因為摩擦而破洞，但是因為別人看不見，所以無妨。如果只是我一個人感到不舒服的話，那就沒有關係了。

內搭褲對於女性來說是一種革命，因為讓身材纖瘦的人可以展現美麗體態，也能讓我在穿著裙子的時候，避免大腿內側的肉緊緊貼在一塊。

有時看到路上或者電視上別人的褲裝打扮，難免會想要像他們一樣。我也想要穿著散發出洗鍊精幹的「冷酷都市女子」感覺的西裝長褲，搭配著紮入褲頭略顯寬鬆的白襯衫，也想要穿上不經意散發出一股不凡氣質的緊身褲，搭上雪白棉質的T恤。自然的水洗牛仔褲配上格子襯衫，也是我超想嘗試的穿搭風格。除此之外，我也想要在腰際繫上帥氣的皮帶，達到畫龍點睛的效果。最重要的莫過於，我想要在我的衣櫃裡面放滿漂亮的褲子，而不再只是鬆緊帶裙子。

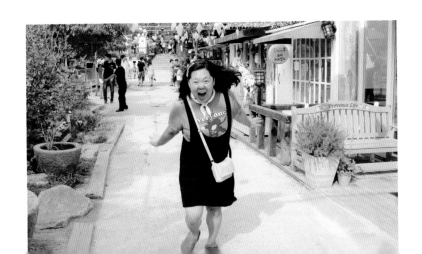

STORY 4

搭乘大眾交通工具的胖姿態

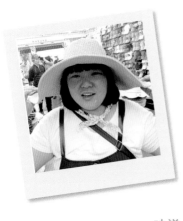

我極為厭惡夏天。因為身軀龐大，很容易流汗，再加上拖著這樣沉重的身體移動，總是覺得相當累人。每當夏天來臨的時候，我的身體就好像吸滿水分的海綿，感覺變得十分沉重。不僅如此，當有人對我說了這種話，更是加深了我的厭惡感。

「真的很抱歉耶，我不喜歡太胖的人。所以當我跟妳在一起的時候，或許無意間會脫口說出一些輕蔑胖子的話，遇到這種情形，請妳諒解我。胖子就算是稍微移動一下也會滿身大汗，所以他們身上都會散發某種味道，那種味道令我作嘔。還有啊，因為胖子不僅是身體笨重而已，就連腦袋也一樣遲鈍，所以不是應該要更有自覺一點，閃遠一點才是嗎？就是因為這樣我才會討厭胖子。」

對我說這些話的人究竟長相如何，是在什麼樣的情況之下說的，這些細節我現在已經記不清楚了，總之就是在一個炎熱的夏天，當我汗如雨下時，那人看著倍感艱辛的我脫口說出輕蔑的話，我到現在還記憶猶新。那個人為什麼要這樣子呢？即使如此，我還是沒有反駁⋯⋯。

大概就是從那個時候開始吧！在公共場所，我開始在乎別人看我的眼光。特別是搭乘公車或捷運等大眾交通運輸的場合，我就不得不顧慮來自四面八方他人的視線。

「該不會我身上真的飄散出很重的汗臭味吧？啊！我的汗水讓衣服濕透，如果沾到別人身體，那可怎麼辦才好？如果那個人還口出惡言的話⋯⋯」

所以當我搭乘公車或捷運時，幾乎都是站著居多。只有在

人很少，空座位很多時，或是公車上的獨立座位空出來時，我才會選擇坐下來。有時當我獨自坐在兩個人的位置上，突然有其他乘客上車坐在我旁邊的話，從他坐下的那一刻開始，我就連大氣都不敢喘一下，根本無法放鬆。因為我覺得，別人碰到我胖胖的身軀也許會有不舒服的感覺。與其這樣子瞻前顧後、過分擔心，倒不如乾脆站著，不但不會妨礙到別人，也會讓我自己好過一點。

有一次我搭公車前往 MBC 電視台錄影，到達目的地幾乎要花上一小時。為了保存錄影體力，這一天我選擇坐在座位上。這種非市區公車的特色就是，在大白天的時候空位相當多，所以不用在乎其他人的眼光，而且車門旁邊剛好空著一個空間相當充裕的座位。可是，這一天不知道是哪裡有什麼活動，每隔一兩個停靠站就有人上車。每當有人上車，我就默默朝向公車內窺視一下，幸好車裡還有將近一半的座位，我也就放心地倚靠著窗邊，閉上雙眼暫時休息片刻。接著來到了下一個停靠站，上來了許多乘客，轉眼間只剩下我身旁這個位置是空的了。說時遲那時快，有個年輕女孩子環顧四周之後，一屁股在我身旁坐了下來。這時我無法克制地把腰桿挺直，雙臂夾緊坐著，還盡可能地把我的身體緊貼著窗邊。

這時那個年輕女孩子正在使用智慧型手機的聊天軟體。我認為窺視他人手機是相當失禮的行為，所以我沒有這麼做。可是奇怪的是，那個女生就像刻意要讓我看到手機畫面似的，將手機傾斜面向著我，我看到她正在與朋友聊天，這讓我感到更加不安。正當我準備轉過頭去不想理會的時候，她莫名其妙地突然把手機畫面直接轉過來面向我，還有，這台智慧型手機的畫面怎麼會這麼大，即使我只是快速地瞄一眼，內容卻看得一清二楚。

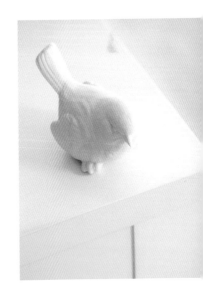

「啊！有豬騷味～」

我早就知道會這樣。即使我想撇過頭去，但身體卻不聽使喚。我的身體與內心的意志在拉扯爭鬥，結果我就這樣繼續看著他們的對話內容。

「肥豬女應該要待在家裡，幹嘛出來妨礙別人，我都快要被逼瘋了我。身體肥得像豬一樣，屁股簡直就是河馬。」

實在是讓我啞口無言，但是我卻什麼話也沒有說，等到公車的空間稍微空出來，我馬上就像逃亡似的急急忙忙下車了。

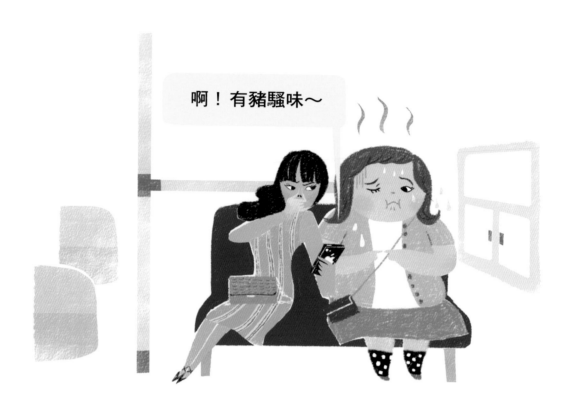

啊！有豬騷味～

　　其實當時在我的內心深處，很想要緊緊掐住她的脖子，大聲地說出「妳懂個屁啊妳！」但是在現實情況中，我無法做出任何反駁，只能逃離現場罷了。我對這樣的自己感到失望透頂，也覺得悶到了極點，只能暗自咒罵自己，獨自一人陷入了憂鬱。

　　「這種事情經常發生啊！所以在看她的手機之前，我不是已經有不祥的預感了嗎？誰叫我自己偏偏要看呢。其實根本原因是我自己太胖，才會發生這種事情！並不是那個女生的錯，是胖胖的我的錯。」

　　最後，我還是怪罪到自己身上，事情才暫告一段落。

　　當我搭乘大眾交通工具的時候，因為肥胖而鬧出的笑話相當多。有一次我搭乘捷運，一如往常，我選擇站著。然而，有一位坐在博愛座上的老太太跟我搭話。

　　「唉呦喂呀！都是快要臨盆的孕婦了，還站在那裡，快點來這裡坐下吧！」

　　不知所措的我急忙說著沒關係，拒絕了老太太的盛情，但

是老太太硬是把我拉過去坐下，其他乘客還不約而同地轉過頭來看我們，就像是贊同老太太所說的話一樣說道：

「就是說啊！現在的人怎麼都這麼自私，只想到自己，一點都不懂得禮讓。像我女兒也是不久之前才生孩子。這位太太，妳會生個兒子呢？還是生女兒呢？按照妳肚子的模樣來看，這種隆起來尖尖的樣子，應該會生兒子唷。」

我支支吾吾虛應著說，我還不知道孩子的性別，但是內心就像是在十字路口來回踱步一樣掙扎。既然被認為是懷孕了，我還順水推舟演了一下，將上半身向後仰一點，把手托在腰間上。現在回想起來，我覺得當時的我演得超級自然，一點也不做作。

也不知道從何時開始，我竟然養成搭乘大眾交通工具時，都要察言觀色的習慣。發生了好多離奇的情況，不知不覺間，我受到很深的傷害，也大大削弱了我的自尊心，讓我對自己產生了懷疑感。如此痛苦而深刻的傷痕，有誰能夠幫我療傷呢？究竟有誰能夠恢復我的自信心呢？我自己當然清楚得很，能夠解決這些問題的人，不是別人，只有自己才可能做得到。現在到了應該為我自己起身實踐的時候了。

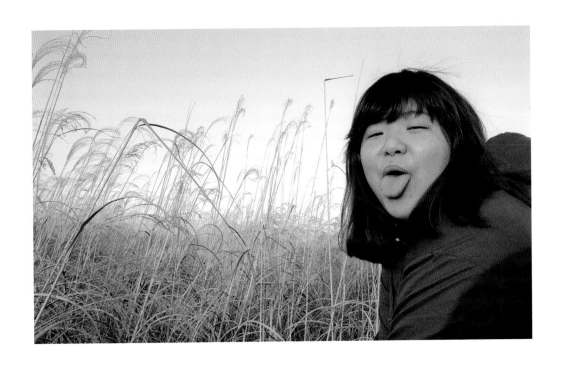

真的有隱形人，還是沒有呢？

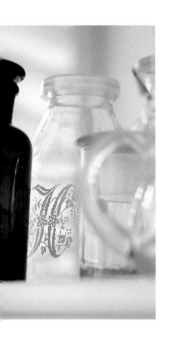

我是個有隱形能力的人。

可是，這種超能力並不是我想要運用的時候就能夠運用自如，只有在特別的情況下，以及特殊的對象身上，才能夠自動開啟能力。

情況 1

我現在跟朋友們一起來到夜店玩樂。

當服務生打算牽著朋友們的手的時候，透明人的超能力便開始發揮了。

服務生瞧都沒瞧我一眼，直接忽視我。

超能力啟動的時刻，也就代表著桌邊只剩下我一人獨守空閨。

情況 2

我現在跟朋友們一起出來聯誼。

偏偏在這麼重要的時刻，透明人超能力又再度啟動了。

我明明知道透明人的超能力啟動了，但還是竭盡所能地尋找話題。

啊！果然還是因為這個透明人超能力的關係，我又再一次被忽視了。

不管是什麼樣的男性朋友，就連一眼也都不曾在我身上停留過。

情況 3

我現在正在搬運著沉重的行李。

身旁身材魁梧的男性們，請你們幫幫我吧！

啊！透明人超能力又再度發揮作用了。

他們的視線根本片刻都不曾轉到我這邊來，當然也就更不可能
幫我的忙了。

今天我又是一個人吃力地搬運著沉重的行李。

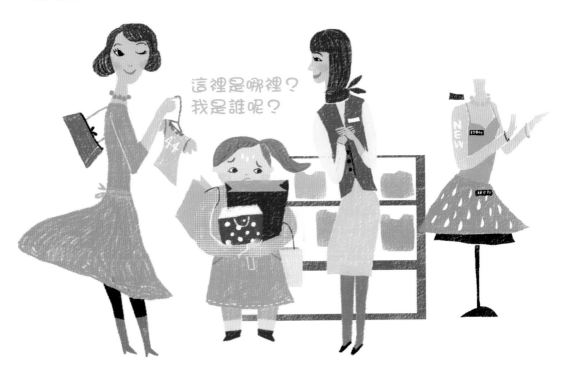

情況 4

我現在跟朋友們一起到百貨公司來買衣服。

當櫃姐朝向我們走來的瞬間，我的透明人超能力又啟動
了，毫無例外。

妳沒有看到我嗎？櫃姐一點也沒有期待我買衣服，或是要
賣我衣服的意思。

啊！好在這時候超能力自動解除了。

朋友們將手上的東西託付給我，接著櫃姐便招呼他們試穿衣服
了。

現在我也能夠開始購物，尋找適合我的衣服了嗎？

那邊正好有個店員過來了。

我的天啊！透明人超能力又再度啟動了。

店員就如同輕風吹拂一般，與我擦肩而過。

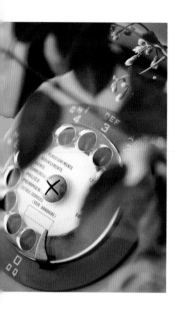

　　當然，這個透明人超能力也不是全然不好的。有時候我反而希望超能力能夠快速啟動。但是，偏偏就在這種時候，我那透明人超能力連一次都不曾啟動，甚至讓我比其他人還更引人注意。

情況 5

我現在正在等電梯。

不過，等電梯的人越聚越多。

啊！我就知道會這樣，電梯因為超重而發出了悲鳴聲。

如果這個時候，透明人超能力啟動的話不知道該有多好，但是這時啟動的卻是光彩奪目的超能力。

人們的視線開始自動投向我身上來。

我可是排第一個等電梯的人耶！這是要我出去的意思嗎？

情況 6

我現在正和一個身材姣好又漂亮的朋友一起等著搭電梯上樓。

今天搭電梯的人特別多。我的朋友突然間打了個飽嗝。

在公共場所打嗝是相當失禮的行為，我斜眼瞥向朋友。

可是，電梯裡所有的人卻全部都看著我。

我盡力避開人們的視線，並且用表情示意不是我。

不是我打的嗝啊！是她耶！是旁邊這位漂漂亮亮的女孩兒。

我轉向身旁的朋友，她露出相當迷人的笑容，睜著無辜的雙眼看著我。

情況 7

我現在和朋友們一起去汗蒸幕。

結束之後打算去洗澡，再進入泡湯池中泡一下。

我的透明人超能力會不會剛好在這個時候啟動呢？

果然沒錯，我的透明人超能力總是無法如我所願。

泡湯池中，人們的視線全部向我投射而來，還開始交頭接耳低咕著。

就在這一瞬間，我覺得好羞愧，而人們還是繼續盯著我看。

那位大嬸怎麼還不把頭轉過去呀！

情況 8

我現在正在路上吃著冰淇淋，和朋友一起並肩而行。

正值夏天，我的汗如雨下，我們在看完表演之後，去享用有如天堂般的美味冰淇淋。

路上的行人們卻看著我說「再這樣吃下去會肥死吧！」

如果這個時候能夠快點啟動透明人超能力的話，不知道該有多好，可惜的是，我真的無法隨心所欲控制這種超能力。

　　我現在正站在鏡子前面。我看起來真的好胖，又長得好醜。

　　真是令人討厭，就連我自己看了都受不了，然而透明人超能力還是沒有啟動。

　　如果現在透明人超能力能夠啟動，讓我看不見我自己的話，不知道該有多好。

　　但是事實上，現在的我已經想要捨棄這種透明人超能力了。我想要讓自己看起來不再畏畏縮縮，而是光明正大的模樣。

　　往後我要過的日子還很長，我不能夠再這樣子渾渾噩噩地生活了。

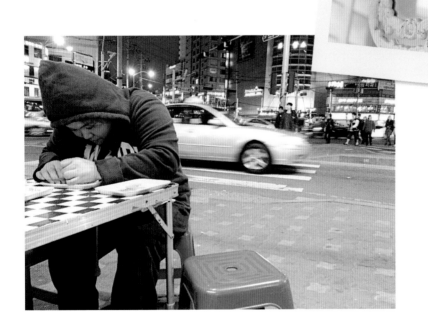

一日三餐嗎？當然是少量多餐！

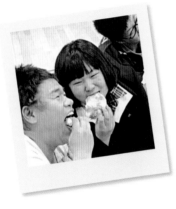

照片是我剛進入公司的新人時期，彷彿連呼吸都要經過許可一樣的謹慎。但和平時看起來很可怕的前輩一起吃東西的話，我也有辦法搞笑。

當我通過 MBC 電視台公開招募考試，還很生澀什麼都不懂的菜鳥時期，在階級制度嚴格的喜劇演員室裡，身為老么的我唯一能夠稍微喘息的時刻，就只有上洗手間以及用餐的時間了。必須相當注意前輩們的一舉一動，也要懂得察言觀色。

唯一不用看前輩臉色的時候，就只有和前輩們一起去吃飯的時候，因此，只要一有機會，我就會加入前輩們的飯局。吃吃吃，還是吃吃吃，又是吃吃吃，雖然肚子很撐，還會變胖，但是比起待在沉悶的搞笑演員室裡面，還要察言觀色的時候好得太多了。不是有句俗話說：「吃飯皇帝大。」正因為如此，在餐桌上，前輩們比待在喜劇演員室裡面時顯得更加隨興寬厚。所以那個時期的我，一天中的飯局可是多到不勝枚舉。

有一天，我跟著同期的演員一起去麵食館吃冷麵，還加點了炸豬排飯作為中餐，吃飽後，我揉揉我那愛睏的雙眼，正巧一位前輩來到我們這一桌，說要找人一起吃飯，結果我很自然地舉起手說道：「前輩，我還沒有吃飯，您可以請我吃飯唷！」

接著我就像真的還沒有吃飯似的，捧著豬血腸湯飯吃得津津有味，飯後前輩還請我吃冰淇淋當作甜點，就這樣結束了短暫自由自在的用餐時間，才又回到了那個沉悶的喜劇演員室。沒過多久，另外一位前輩說要找人一起去吃辣海鮮麵，於是我又再度義不容辭地舉起手來。

「前輩，我還沒有吃飯，我現在也很想吃辣海鮮麵耶！」

其他同期演員們見狀都暗自竊笑起來，我也不自覺地笑了

出來。

我們去了中式餐廳，點了一碗紅蛤辣海鮮麵，還特別點了糖醋肉，奇妙的是我又像是個沒吃飽的人似的，再度吃了一頓飯。

「海林啊！絕對不要讓自己餓著了，怎麼都這個時間了還沒有吃午餐，這可不行啊！要找同期的演員一起去吃飯啊！」

前輩於心不忍地看著我一口接一口的模樣，壓根料想不到我其實已經吃了三頓的午餐了。吃飽之後我回到了喜劇演員室，不知不覺又來到了吃晚餐的時間。

「海林你不是已經吃飽了嗎？那麼喜劇演員室交給妳顧的話，應該沒問題吧！」班長哥哥這麼說道。

「怎麼可以這麼說呢！吃了午餐就不用吃晚餐了嗎？哪有這種道理？是因為前輩請我吃午餐，我才會吃到現在才回來啊！就像剛剛前輩說的，不要讓自己餓著了，要按時吃飯才行，所以我也要去吃晚餐。」

接著我便和同期的演員們一起去享用愉快的晚餐，我點了一碗醒酒湯，一滴不剩地吃個精光。

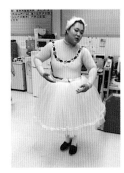

因為我是老么，所以累積了許多壓力，我轉而發洩在吃飯這件事情上，也因為是前輩請客所以要吃，於是日復一日的吃吃吃，這就是我在當喜劇演員老么時期的模樣。

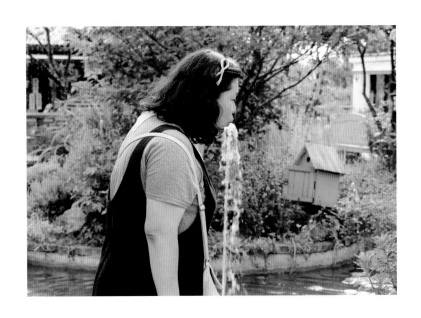

坦白說，吃下那一碗醒酒湯的時候，我覺得相當痛苦，但我還是硬著頭皮把它吃光了。

彷彿現在不吃，以後就沒機會吃一樣，我就這樣不停地吃，過了菜鳥時期之後，我的體重比起進公司前足足增加了15公斤。也因為如此，原本不大的肚子也變得臃腫突出。

待在喜劇演員室的時期，我扮演的角色是固定的，也就是不斷在進食的人。即使時間流逝，這個角色依然存在。雖然當時的我是出於自由意志而吃，但是現在仔細想想，自由只是個藉口，我其實就是貪吃。在這之前，我從來沒有像那樣一次吃下這麼多的食物，當我度過老么時期之後，情況變得不一樣了，我的腸胃比起以前被撐大了不少，現在一天的基本所需食物量增加了，而且變得每餐都一定要吃包括漢堡在內的各式各樣、包山包海的食物種類。正所謂江山易改，本性難移，是誰說小時候胖不是胖呢！？

可是這也不是我從小就養成的習慣，為什麼就是偏偏改不掉呢？我暴飲暴食的習慣，只要一逮到吃飯的機會，我就會忘記要節制，這點令我相當困擾。

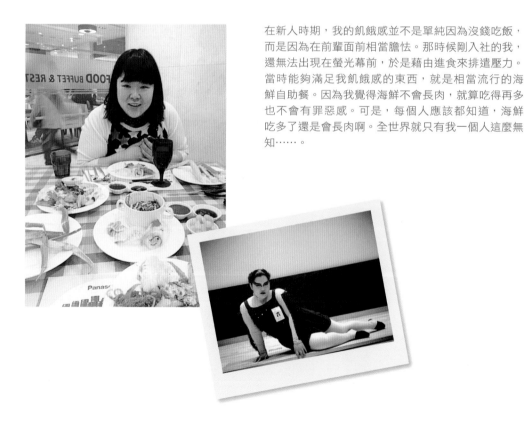

在新人時期，我的飢餓感並不是單純因為沒錢吃飯，而是因為在前輩面前相當膽怯。那時候剛入社的我，還無法出現在螢光幕前，於是藉由進食來排遣壓力。當時能夠滿足我飢餓感的東西，就是相當流行的海鮮自助餐。因為我覺得海鮮不會長肉，就算吃得再多也不會有罪惡感。可是，每個人應該都知道，海鮮吃多了還是會長肉啊。全世界就只有我一個人這麼無知……。

STORY 7

誰能再給我一次減重刺激？

當我站在鏡子前面換衣服的時候，拍了拍我那無法掩飾的肥肚子。

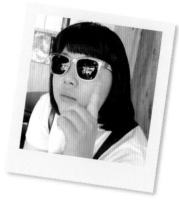

「唉！何時才能夠把我身體上的肥肉給消滅呢？」

看著我那不管怎麼擠壓，依然緊跟著我甩不開的肥肉，我又再度燃起了減重的鬥志。

如果想要持續保持減重的意志力，在開始減重之前的準備功夫必須足夠才行。首先第一個要準備的，就是在網路搜尋引擎上輸入「減重」兩個字，按下搜尋鍵之後，立刻出現「短時間減重法」、「快速減重法」、「減重方法」，以及「減重前後對照圖」、「減重成功案例」、「減重激勵文」、「減重名言」等相關的關鍵字一一列了出來。

看著人們的減重經驗談，閱讀那些因為變胖而飽受歧視的文字，現在任誰都擋不住我的減重決心，我整個人都感到熱血沸騰了起來。另外，我還看到廣告欄中的減重前後照片，讓我深受激勵，不自覺開始幻想起自己變瘦的樣子。啊！這是多麼幸福的一件事情啊！沒錯，我從現在開始也有機會擁有那樣玲瓏窈窕的身材。

受到視覺上的刺激之後，下一步就是從經驗談當中一一讀起減重名言，藉此獲得精神上的啟發。我點進演藝人員的減重名言來閱讀。

知名內衣品牌「維多利亞的秘密」的天使模特兒米蘭達‧蔻兒說：「我避免吃白色的食物，因為那些食物都是毒藥。」

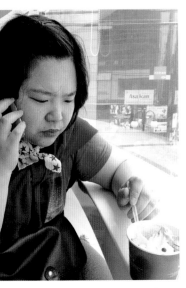

這是我最喜歡的冰淇淋，但是吃下肚的話，就會全部變成身上的肥肉。我深呼吸了一下，只是盯著看。你這傢伙！會跑進我肚子裡變成肥肉的傢伙，我絕對不能吃掉你。可是，湯匙為什麼不聽使喚，一直往碗裡面挖呢？

沒錯，說的沒錯。像是麵粉、白糖和鹽巴這些東西，對我的身體來說都是毒藥。嘖嘖嘖～身材如此纖瘦的人不吃的東西，我現在竟然還在吃！我立刻決定從「明天」開始戒掉這些東西。

少女時代的成員潔西卡說：「運動的時候，要像不要命似地積極運動，但是吃東西的時候不能死命地吃，只要做到這兩項就可以了。」

對耶！說得真有道理，就是這個了。如果我想要一勞永逸的話，就要少量多餐而且配合運動。運動和輕食是重點。我當下決定從「明天」開始跳繩一千下，並且每天的早上、中午和晚上，每餐只能喝一杯豆奶果腹。

歌手玉珠賢說：「就算吃了，還不都是我嘗過的味道。」

天啊！果然只有吃過的人才知道味道，唯有減過重的人，才能夠說出這番道理啊。說得對極了，這些不都是我已經嘗過的滋味嗎？蛋糕是甜甜的味道，而辣炒年糕是香辣的味道，部隊鍋則是有麻辣的口感……可是一想到這些食物，我還是會感到嘴饞，肚子咕嚕咕嚕叫著。不對，這些味道我都嘗過了，沒有必要再吃了。我決定從「明天」開始，只吃我沒有品嘗過的食物，如果是吃過的食物，就略過不吃，用這種方式來減重看看。經常處在飢餓狀態的話，自然而然就能夠很快變瘦了。嘻嘻嘻！

女星安潔莉娜‧裘莉說：「暴飲暴食等於是自我毀滅。」

這句話說得真好。吃得太撐可是會讓我變胖的。我決定從「明天」開始，我不會再讓我的肚子吃撐。

韓國小姐金莎朗說：「照三餐吃飯的話，就只有增胖一途了。」

噢！多吃當然會胖呀，這個不說我也知道。但是，像她這麼纖瘦的女孩子，原來也不是照三餐吃。我想我會這麼胖不是沒有道理的，我就是那種三餐一定要準時吃飯的人。我決定從「明天」開始只吃兩餐，啊！不，我一天就只吃一餐就好。

英國超級名模凱特‧摩絲說道：「沒有任何食物勝過身材纖細的美妙滋味。」

啊…！真的是這樣子耶！如果我看到自己擁有美妙體態的話，就自然而然不會感覺肚子餓了。

在街上不論買什麼衣服，都可以輕鬆駕馭，而且坐下的

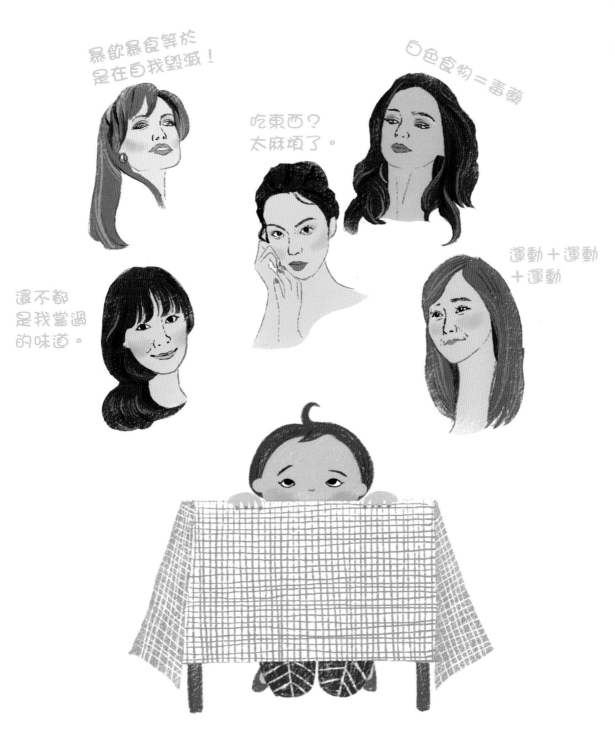

時候，能夠優雅地翹著腿，如果太累的話，身旁的壯丁們也都會伸出援手來幫忙，我也想要有這樣的生活體驗。為了能夠達成這一點，首先就必須要有纖細的身材。我決定從「明天」開始，不能只是滿足口腹之慾，還要努力去擁有能夠恣意享受的人生體驗。

金敏熹說：「吃東西？太麻煩了。」

不是吧！怎麼會有這種事呢？竟然會覺得吃飯太麻煩而不吃？不對，不是的，我想起我超級疲倦的時候，也覺得比起吃飯，寧願多花點時間睡覺呀。就這樣我改變了想法，決定從「明天」開始，要把吃飯視為非常麻煩的事情。

讀完這些讓我從內心深處感到振奮的「減重名言」之後，我進一步把它們化做文字寫在紙上，貼在牆壁來激勵自己。我不斷地在紙上來回書寫。寫著寫著，我的體重彷彿也跟著一起往向下降。可是，當我全部寫完的時候，一陣陣的飢餓感席捲而來。因為我從「明天」開始就要執行減重計畫了，所以今天最後的晚餐，我要大吃特吃。我在明天就無法吃到的晶瑩剔透的白米飯上，輕輕淋上一些微辣又鮮鹹的泡菜鍋湯汁，還有一片稍微煮過的火腿肉。我望著貼在牆壁上的名言，想像著從

只要下定決心減重的話，一定能夠成功，這種天使般的信念只維持了短短五秒鐘。過了五秒之後，我就被一股憤怒支配，心想為什麼我要做這種辛苦難熬的事，最後當然減重失敗……。

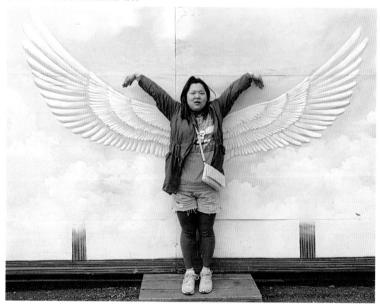

明天開始，我就要迎接那光彩奪目的新人生。啊！米飯的香味真的太美好了……啊！不好，根本一點都不好。

　　到了隔天早上，鬧鐘響起。我的腦袋還昏昏沉沉的，搞不清楚狀況。

　　「啊！好懶喔。既然沒有人知道我下了這種決心，何必一定要早起運動呢？把早上運動改成晚上運動好了，效果不也是一樣嗎？沒錯，就這樣吧，在晚飯的時間再去運動就好了，這樣一來，既可以運動又不用吃晚餐，一石二鳥，太棒了，就這麼決定了。」

　　於是我隨即鑽回了被窩，繼續呼呼大睡，而且睡到很晚才起床。起床之後，如同往常一般的習慣動作，我直接走向冰箱，打開了冰箱的門。對了，我不是決定要減重了嗎？我灌下一杯冰水，藉以驅趕飢餓感。看著昨天貼在牆壁上的減重名言，我又再度燃起了決心。可是，不知怎麼一回事，也許是因為昨天熬夜的關係，我減重的熱情完全被澆熄了。不論我如何大聲朗讀那些減重名言，昨天的那一份熱忱再也回不來了。不僅如此，反而還產生了反抗的心理。

　　「我要避免吃白色的食物，那些對我來說都是毒藥。」真的是這樣子嗎？我還是無法忍住不吃白色食物。俗話說忍太久，可是會忍出病來的。

　　「運動的時候，要像不要命似地積極運動，但是吃東西的時候不能死命地吃，只要做到這兩項就可以了。」真的是這樣子嗎？我是吃飯的時候像不要命似的非常積極，但是絕對不死命運動。

　　「就算吃了，還不都是我嘗過的味道。」我現在立馬想要真實地感受這些味道。

　　「暴飲暴食等於是自我毀滅。」但是我一旦肚子餓起來，就會摧毀我的理智，還有精神。

　　「照三餐吃飯的話，就只有增胖一途了。」一整天不按照三餐吃的話，我會先發瘋。

　　「沒有任何食物勝過身材纖細的美妙滋味。」我則是沒有任何事物勝過食物的美妙滋味。

　　「吃東西？太麻煩了。」對我來說，運動？這才是真麻煩。

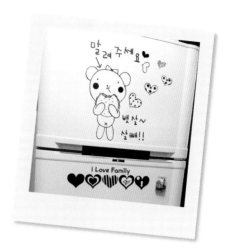

「請幫我瘦身吧！削肉～削肉！」
我的冰箱上面貼著減重小精靈。冰箱的門打開之前，都會跟小精靈對上一眼，這樣一來，或許十次會有一次能夠提醒自己少吃一點。

這是我亂七八糟的房間。我裹著棉被，同時瀏覽著身材姣好的模特兒照片。我也能夠像這個模特兒一樣嗎？在我年老之前，我有機會能夠穿上比基尼嗎？調整飲食並且配合運動的話，我也能夠變成那樣吧？沉浸在羨慕中的我，失魂落魄地呆望著照片。問題不過在於，我只會光說不練啊！

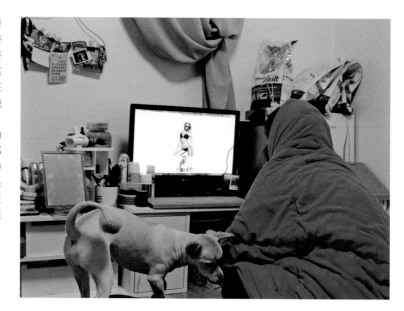

看著這些減重名言，只花不到 0.1 秒的時間，我就自然地回答出真正的心聲。我的臉上露出壞心眼的表情，全身的肥肉又厚又重，我真的好像白雪公主那壞心眼的繼母一樣。

這一次的減重好像還是會失敗，似乎又要再次上網搜索資料來刺激一下自己了。這就像是陷入無限輪迴當中，但是我還是持續上網，尋找能夠刺激我的動力。

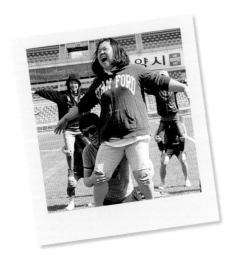

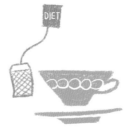

STORY 8

我就是一團糟，將自己的行為合理化

人們總是問我這樣的問題，妳到底是做了什麼，才會讓自己胖成這個樣子呢？而我總是這樣回答，因為我小時候是雙薪家庭的關係。

小時候我的母親必須上班，而那時的我很討厭吃飯。母親為了不要讓我挨餓，想到了一個方法，就是將水或湯汁加進飯裡，做成湯泡飯，然後趁我集中精神在看電視的時候，快速地將湯泡飯一口一口塞入我的口中。正因為這樣，我根本沒什麼咀嚼就囫圇吞棗地吞下去。

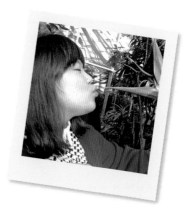

我的體重會增加，跟其他人都沒有什麼關係。我就是毫無節制地吃，加上不喜歡運動，根本就是我咎由自取。

等我長大一點的時候，每當下課回到家裡，母親通常還沒回家，我一無聊，肚子就跟著餓了起來，接著就自己去打開冰箱的門找吃的，不斷進食直到母親回家。就像前面提過的，很自然地，我開始沉迷在食物的世界裡，而且體質似乎也變得更加易胖。

直到現在，受到周遭環境的影響，我的體重毫無意外地持續直線上升。我一整天的時間都待在喜劇演員室裡面，持續進行腦力激盪，絞盡腦汁發想新花樣，馬不停蹄地為此展開會議，正確來說，我並沒有按照正常的吃飯時間來用餐，時間久了，養成了我暴飲暴飲的習慣。有時在我忙碌不已的時候，根本沒有時間吃飯，當結束了所有的行程之後我才吃飯，那時已經是深夜或凌晨了。照這樣子看來，我的睡眠時間，以及三餐的飲食時間都非常不規律，這才是讓我體重暴增的主要原因。

聽完我這番敘述之後，對方又緊接著說道：

「光聽就覺得好累喔，還真是辛苦妳了，原來妳是因為這

樣子才變胖的啊！」

　　人們也總是這樣問我，妳為什麼不減重呢？

　　我是這樣回答的，身為一位喜劇演員，我必須要吃得胖胖的才能夠保住飯碗。

　　我說，這是我的個人特質，假如我減重的話，我的特色就蕩然無存了，工作自然也就保不住。所以，不是我不減，而是沒辦法減。而且我又再強調了一次，並不是我減不下來，而是因為我不減的關係。

　　聽到我的說法後，他們這樣說：

　　「對耶，這樣就會失去個人特色，那還真的是不能減重呢！」

　　人們還會這樣子問我，為什麼妳吃這麼多呢？

　　我是這樣回答的，因為壓力太大，我才會暴飲暴食。

　　我說，因為在工作上累積太多亂七八糟的壓力。也許壓力引起了所有人的共鳴，我還沒說完，他們就點頭表示贊同。

　　「沒錯！沒錯！壓力是百病的根源啊！」

　　每次只要有人問我關於肥胖的問題時，這就是我固定的回答公式。如同各位所見，這些回答不過就是藉口而已，我也很清楚這一點。這所有的藉口也許都是為了逃避其他人對我的批判和輕蔑的眼神，才會捏造出來的歪理。

　　但是，這些藉口不是為了要欺騙別人，而是要欺騙我自己。我也知道自己很胖，即使如此，只要看到美味的食物，我還是忍不住暴飲暴食，而辛苦揮汗地運動，我卻一點都不想做，我的本性就是懶惰又耍賴。現在已經到了必須和我的本性正面交鋒的時刻。

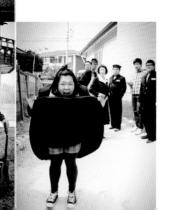

胖胖的人除了當喜劇演員之外，還有其他更適合的職業嗎？不同時代、各家電視台，一定都會有胖胖的喜劇演員。幸好我從新人時期開始，就已經確定了自己的演員定位，同期的演員們都對我的身材投以羨慕的眼光。

STORY 9

為什麼我們只能當朋友呢？

這已經是高中一年級時的事情了。就讀女校的我，和就讀學校旁邊男子高中的一個男孩子經常玩在一起，彼此十分契合。某一天休息時間，隔壁班的幾個朋友一窩蜂湧到我身邊興奮地說著。

「海林啊，妳有喜歡的人了吧，也介紹給我們認識一下啊。」

雖然我表面上否認，但內心也感到激昂莫名。我為什麼要急著否定呢？那時的我，正處在會為落葉凋零而悲傷，也時時充滿歡笑聲的敏感女高中生時期。我的朋友們自顧自興高采烈地約定好時間。

「擇日不如撞日，乾脆今天就約出來見個面吧。」

說完她們就轉過頭，一邊尖叫著回到自己的班上。

每到下課時間，我就不斷跑廁所，站在鏡子前面照了又照，手指沾水撥弄整理頭髮，還不停確認衣著打扮。終於到了放學時間，我前往市區的一間麵食餐館。

辣炒年糕和豬血腸放在桌子的正中央，我和那個男孩子面對面坐著。但是這個曾經說過對我有好感的男學生，卻一眼都沒瞧過我。我們兩個一句話都沒有說，只是逕自吃著辣炒年糕和豬血腸。

「現在是什麼情況，幹嘛都不說話啊？」

男孩只是默默吃著辣炒年糕，食物一吃完，便馬上起身往外頭走，頭也不回地離開了。

最後變成我來結帳。我結完帳後往外面走去，那個男孩對我笑嘻嘻地說：「謝謝妳，我吃得很飽。」那時，他的齒縫還

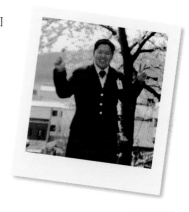

西洋情人節和白色情人節對高中生來說，是忙著送禮和收禮的忙碌節日，然而在經過忙碌的一天之後，我的手中依然連一顆糖果也沒有。

殘留著豬血腸的碎屑，那一幕我到現在仍無法忘懷。

後來我才知道，那個男孩子並不是對我有興趣，他和他的男校同學們，是看上經常和我混在一起的女性朋友們，不過是想利用我去認識她們罷了。

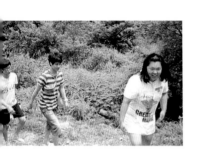

畢業之後，我在平澤市上班，包括我在內，一共有七個很要好的朋友們經常混在一起。因為這樣，當其中一個人交了男朋友，男友的男性朋友們也經常和我們這一群女生們一起出去，相處得十分融洽。

只要下班以後，我們一定會見面，晚餐一起吃，還相偕到KTV唱歌。於是正值花樣年華的二十多歲姑娘們，開始和那些年輕小夥子一一配對，唯獨我沒有配對成功。在這些年輕小夥子當中，有一個人這樣對我說。

「海林啊，妳試著減重吧，我是說真的，妳的臉蛋很好看啊，但因為臉上太多肉了，所以就變得不起眼，實在是很可惜。」

「什麼？妳說我漂亮？」該不會是我聽錯了吧，竟然從一位年輕男子的嘴裡面說出這樣的話來，哈利路亞，我的老天爺啊。

他的這句誇獎，著實讓我的內心產生悸動。性格相當多愁善感的我，內心暗自祈禱著，每次見到他的時候，他都這樣讚美我。這一次我很確定，這個男孩子是真的喜歡我。

就在某一天，我喝了點酒，正有些微醺的時候，那個男生對我這麼說。

「妳只要瘦下來的話，應該會很漂亮喔。」

「哇，他真的喜歡我，可是為什麼不跟我告白呢？如果現在跟我告白，我一定馬上接受啊。」

原本因為有些醉意而心情很好的我，聽到這句話之後更是開心地傻笑起來。那時候在旁邊的另一個男生，用戲謔的口吻說道：「喂，那你們兩個人就在一起好了。」

說得對啊，果然不是只有我這樣想而已。任何人看到這個情況都會這樣子認為的，事情已經再明顯不過了。沒錯，這小子準備要告白了，快點，我已經做好心理準備要接受了。

我靦腆地笑著，同時等待著他的告白。

可是就在此時，那個經常對我說只要變瘦就會變漂亮的男

生，突然抓起了那個開玩笑要我們交往的男生的領口，開始滿口髒話。

「你這個傢伙瘋了嗎？狗嘴裡吐不出象牙，看我打爆你的臭嘴，看你還能說出什麼鬼東西來！」

最後兩個人拳腳相向，好端端的喝酒聚餐瞬間變成了一場大混戰。原本沉溺在喜悅氣氛中的我，覺得真是尷尬極了。

「原來是發瘋的人，才有可能喜歡我啊……」

假如我喜歡的人出現的話，我無法隱藏我的感情，一定會抓住這個稍縱即逝的機會，所以我會先告白。有一個男生，因為和我一起工作而逐漸變得熟稔，他的個性真的很善良，而且風度翩翩，舉止優雅。認識了一年左右，我開始喜歡上他。在一連熬了好幾天的夜之後，我終於下定決心要向他告白。

「我……我喜歡你，你覺得我怎麼樣？」

「妳是一個很好的朋友，我從來都沒有想過要改變這種關係，不管是進一步昇華，還是退一步，我都沒有考慮過，因為我真的不想失去妳這位真摯的朋友。」

毫不猶豫，根本連換氣的時間都沒有，他馬上就給了我答案。

「哈哈哈哈～我是開玩笑的啦，你剛剛的表情也太有戲了吧。」

雖然我口口聲聲說那是開玩笑的話，但是我的內心深處其實在暗自啜泣。幾天之後，我告白的那個男生和我的朋友交往了。那個男孩子說，他因為我的告白而受到鼓舞，於是才敢鼓起勇氣向我的朋友告白。他說那句話的語氣，聽起來就好像是在對我表達感激之意。

還有一次，我暗戀一個很可愛又很善良的哥哥。我想告白的念頭在我心裡悶了好幾天之後，終於決定要說出口。為了壯

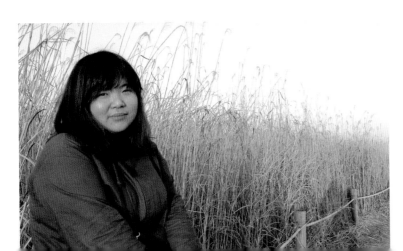

我賣力唱著歌，扮演起小說中的角色，每個人盡情玩樂，氣氛火熱，最後朋友們都雙雙對對結伴離開，只留下我一個人。

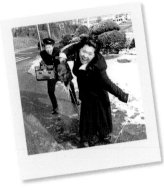

他們説欣賞我的個性，説我沒有心機，説我雖然肉肉的，但是臉蛋很不錯。可是沒有一個人願意和我交往。

膽，我灌下半瓶平常不敢喝的燒酒，帶著一張漲紅的臉去向我喜歡的哥哥告白。

結果那個哥哥對我説：

「對不起，我還沒有準備好要談戀愛。」

「那麼，當你有一天準備好要談戀愛的話，請一定要跟我交往喔！」

天真的我，還真的以為他是還沒有準備好，所以才不跟我交往。然而就在幾天之後，那個哥哥卻和我一個長得很漂亮的朋友在一起了，甚至後來他們還準備要結婚呢！

我仔細想了想，無論在念書的時候，還是出社會之後，不管在什麼樣的場合，我經常在群體中扮演主導和掌控全場的角色。説一些有趣的事情來炒熱氣氛，或絞盡腦汁地搞笑，但最後經常都只剩下我一個人。

「妳是個很好的朋友，不但善良，個性也很棒，不會惺惺作態，相處起來讓人覺得很舒服，有媽媽般的溫暖，加上妳的臉蛋也算是挺可愛的，不會讓人討厭。」

但是，只要當他們發覺我有告白的跡象時，就像房門打開看到的蟑螂似的，頭也不回地火速逃走，然後徹底消失在我的周圍。

我也覺得自己的個性真的很不錯，還擁有更多內涵，唯有更親近我才能夠發掘，但是我那胖胖的外表是一道堅固的牆，人們總是在碰撞到這道牆之後逃之夭夭。

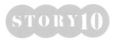

健康開始亮起紅燈

雖然我胖胖的，但是我對於自己的健康還算有自信。25 歲的時候，雖然我身上其他部位紛紛長出肉來，但肚子卻沒有長肉。朋友看到這種情形，也覺得相當神奇。

「因為我只有肚子長肉，所以穿衣服的時候很困擾，如果穿上腰圍大一點的衣服，又會顯得臀部太寬鬆，也就沒辦法穿出衣服的曲線。但是，海林妳的肚子一點也都不突出，這實在是太神奇了。」

「妳是那種內臟外面都包覆著滿滿脂肪的瘦子，而我不是脂肪型胖子，是屬於肌肉型胖子，妳看，我的肚子都沒跑出來。妳知道為什麼我的肚子沒有跑出來嗎？因為我的內臟沒有被脂肪包覆，妳知道內臟脂肪比皮下脂肪更可怕嗎？雖然我表面上看起來很胖，但是比起外表纖瘦的妳還要健康呢，嘿嘿嘿。」我撫摸著相較之下不顯胖的肚皮，自豪地說著。

可是，到了 26 歲，那時我展開了喜劇演員生涯，而肚子卻也開始長出肉來，同時開始出現異常症狀。第一個出現的症狀是生理期不順，我曾經有三個月的時間都沒有來月經，又經過了一個月左右的時間，我發生不定期的出血，卻不是月經，而是子宮異常滲出血來。

不管怎麼休息睡覺，我總是覺得很疲倦，全身無力，光移動自己的身體就覺得好累，還有手指發麻和頭痛的現象。我一直想說要去就醫，但就在我行動之前，更嚴重的事情發生了。

某一天，我的心臟開始劇烈地快速跳動，我上氣不接下

即使連續熬夜好幾天，我的體力還是相當好，而且比起身體其他部位來說，肚子還算扁平，因此我對於我自己的健康，有著極度的自信。

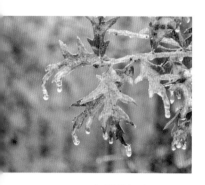

不知道從何時開始，只要天氣一變冷，我的心臟就開始出現異常。劇烈快速跳動的心臟，也許是死亡的徵兆，讓我感到相當害怕。

氣，同時感覺一陣疼痛，痛得我無法呼吸，頓時眼前變得一片漆黑，我一屁股跌坐在地上，就像快要斷氣而死似的，拼命地大口喘息。冷汗瞬間浸濕了我的衣服，幸好過了三分鐘左右，彷彿剛剛是一場鬧劇般，我又恢復正常呼吸了。從那之後，我有時會出現心律不整的情況，每當發生這種情況，我的呼吸都會變得十分急促，非常難受。遇到寒冷的天氣或炎熱的日子，這種症狀的發生機率更高。

即使呼吸異常導致身體出現異狀，我仍然很害怕去醫院，因為我怕自己是得了不治之症。我就這樣放任身體發出的危險訊號不予理會，終於在某個夏天，我發生了嚴重的呼吸困難，剛好我的好朋友就在身邊，她驚嚇之餘也馬上把我拖去醫院。

光是接受血液檢查、尿液檢查、心電圖檢查和心臟超音波檢查等等，就花掉大半天的時間。醫生囑咐我，幾天之後要再回來看檢查結果報告。過了幾天我來到醫院，和醫生相視而坐的我，盡可能地緊縮著我那巨大的身軀。

「我看看，年齡 29 歲，有高血壓，血糖指數過高，膽固醇指數也很高，肝指數也過高，同時還有心律不整的問題。」

我心想：「果然我是得了不治之症，所有的指數都超高，我想我應該就快要死了，搞不好沒多久，我的心臟就會砰的一聲爆裂死去。」

醫生對忐忑不安的我說，我有一個比胸口痛更嚴重的問題。

「妳有高血壓和糖尿病，這些數值都太高了，單就數值來看的話，不像是 26 歲的年輕小姐，反倒像是 80 歲的老人。這種情形就像是身體裡面有一個不定時炸彈一樣，如果再這樣下去，當妳走出這個診療室後，倒地不起，也就一點都不奇怪了。」

我一直非常相信自己是個健康的胖子，是肌肉型的胖子，而這份信心在這一瞬間全部崩毀。醫生都說了，我隨時有可能會死掉，再也沒有健康的胖子了。啊……我真的會這樣死掉嗎？就在這個時候，醫生告訴我：

「妳不想死吧？我會救妳，我教妳一個能夠一次把所有問題解決的方法，這個方法就是減重。」

我從出生到現在，嘗試過無數次的減重，但今天又有了全新的感受。醫生建議我減重，和為了變漂亮的外在因素無關，而是站在關乎存活與否的治療角度。

「我不能就這樣死掉，我要活下去，我想要做的事情很多，必須做的事情也還多著呢。」

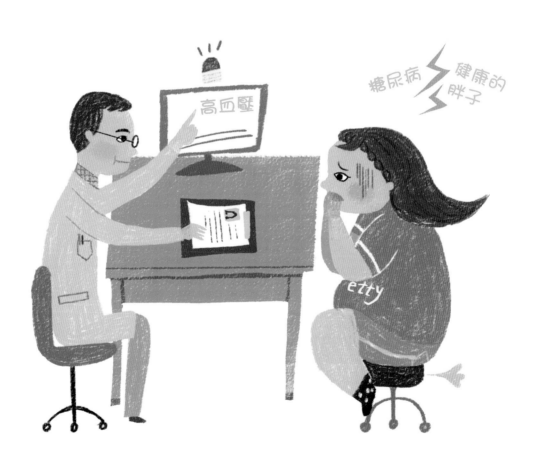

Lentils
Diet
Recipe

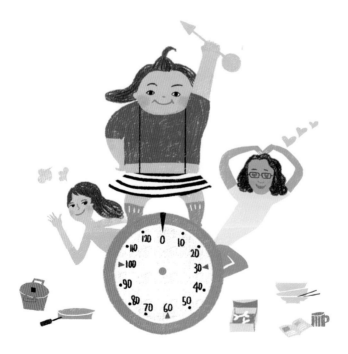

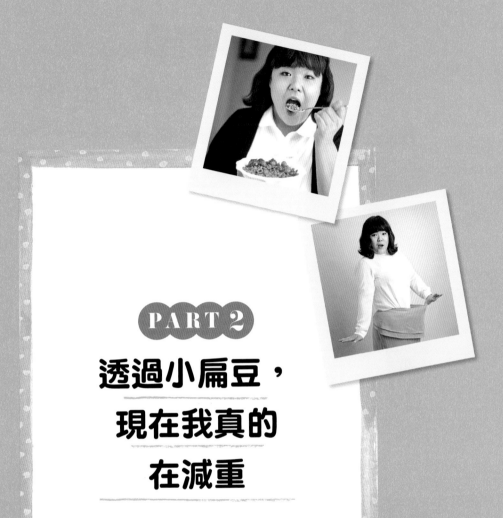

PART 2

透過小扁豆，現在我真的在減重

STORY 1

超級食物？小扁豆？這是什麼東西呢？

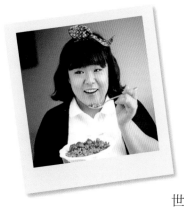

因為健康出現異常，我接受了醫生開的減重處方，這一次我下定決心要徹底執行減重。不管怎麼樣，突然出現的胸口悶痛，或者是暈倒的痛苦，我再也不能允許這種事情發生了。

「這一次絕對不會又是三分鐘熱度了。如果不這樣子做的話就只能等死了。」

我以徹底覺悟作為信念，準備要挑戰一件生平從未做過的事情，那就是將我的體重數字公諸於世。雖然公布在我的部落格上是一件相當丟臉的事情，但我還真的公開了我體重巔峰時的數字，同時也向所有人公開宣布，我要進行減重的計畫。這一次我是真的下定決心要減重了。

由於顧及到健康，挨餓減重是絕對行不通的方法，於是醫生開出了以高蛋白菜單為主要飲食的處方籤。說到高蛋白減重，最適合的當屬雞胸肉了。我的鬥志如此高昂，馬上跑去訂購雞胸肉。在雞胸肉宅配到家之前，我好想要亂吃各種亂七八糟的食物。我的意志力和食慾仍然背道而馳，食慾一如往常旺盛。這是可想而知的事情，突然間要自己放棄以前所吃過的美食，無非是強人所難啊！

但是即使如此，我更討厭死亡。在我訂購的雞胸肉到貨之前，我一定要忍住。當雞胸肉宅配抵達的時候，我立刻將雞胸肉整整齊齊地擺放在冰箱中，也更加堅定了我要減重的決心。每次一到用餐的時候，我就從冰箱裡面拿出一塊雞胸肉來食用。即使我刻意使用了一些辛香料，但雞胸肉的特殊氣味還是

刺激著我的胃。

「啊！我真的很討厭吃雞胸肉，還不如餓肚子來得好。」

對於前來確認我是否有認真執行減重計畫的朋友，我都會問他們減重食品為什麼都這麼難吃，甚至還會對他們大發雷霆。

「這世界上哪有好吃的減重食品啊？」

某位懂得使用各式各樣的料理法的朋友，帶了一些雞胸肉食譜來給我，並且對我說了加油打氣的話。

「沒錯，說得也對，如果減重食品好吃的話，那每個人早就都減重成功了啊。」

即使我參考了朋友所給的食譜，但還是十分勉強地吃著那索然無味的雞胸肉，就在某一天，我接到了一通電話。

「您好，這裡是 MBC 晨間節目＜美好的一天＞，海林小姐您最近是否在減重呢？您要不要試試看為期 50 天的小扁豆瘦身法呢？」

電話那頭是一位作家前輩，她簡短地跟我說明了小扁豆的相關訊息。小扁豆被稱為世界上五大超級食物，也有人稱作紅扁豆。由於它的蛋白質含量和膳食纖維含量相當高，因此對於減重期的人相當有幫助。他們計畫以小扁豆作為節目的題材，打算在節目中呈現出小扁豆神奇的減重效果。

聽完了這些說明之後，我的第一句話卻是：

「小扁豆？那麼妳所說的小扁豆嚐起來味道如何呢？」

「呵呵呵，聽人家說是很值得一試的味道。老實說，我也還沒有嚐過。」

「喔～是這樣子啊！我現在的確是正在減重沒錯啦！」

「小扁豆啊？小扁豆？念起來也不怎麼好念耶。這是我第一次聽到這種豆子，如果比雞胸肉還要難吃的話該怎麼辦呢？要是味道不錯，對於減重也很有效果的話，那麼應該早就有很多人試過了，不是嗎？尤其說到單一食物減重法，我也不是沒試過，不過我還是第一次聽到這種食材，不得不讓人起疑心。」

一瞬間我的腦海閃過許多疑問和想法。既然我目前處於休養期，而他們又需要來拍攝我減重的過程，這樣一來，我也可以出現在節目中，不正是個大好機會嗎？太棒了。我就先答應，然後再看著辦吧！

「那好啊！我可以。可是這個小扁豆要去哪裡買啊？」

「這個小扁豆還不是那麼普遍，因此市面上販售的地點不

雖然我試過用香草混合雞肉一起煮，同時在雞肉上塗抹橄欖油之後一起烤，但是雞胸肉帶有的腥味還是讓我很難忍受。

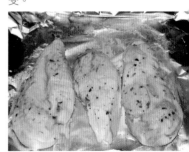

多，可以在網路上購買，不過在海林小姐減重的這段時間內，我們會送小扁豆過去的，請您不用擔心。下個星期一，不知道您是否有空呢？到時候我們見個面，同時更詳細地跟您說明我們節目的製作概念，到時候也會一併將小扁豆送給您。」

「好的，謝謝妳。」

一掛掉電話之後，我立刻瘋狂地搜索小扁豆這個關鍵字。在真正開始減重之前，至少要了解放進我嘴巴裡面的是什麼東西。而且不管是什麼東西，我想要確認的事情是，到底有沒有比雞胸肉還要美味。我搜索了一陣子，卻沒有太多的相關訊息。

「就連有過 29 年減重經驗的我也不知道的減重食品，其他人沒有理由會比我更清楚。」

透過網路搜尋，我所能夠找到有關小扁豆的資訊如下，首先是小扁豆和紅扁豆都是指同一種東西。雖然正式名稱為小扁豆，但是豆子的模樣長得就像鼓鼓的濾鏡鏡片，也被稱為兵豆。此外，小扁豆被美國的專業健康雜誌《Health》選為世界上五大健康食品之一。這五種健康食品分別為，在韓國最具代表性的食物，也就是發酵食品泡菜、西班牙的橄欖油、日本的納豆、希臘的優酪乳，以及印度的小扁豆。最後關於小扁豆的說明部分是這樣寫的，其含有豐富的蛋白質和大量的食物纖

美國有名的健康雜誌《Health》在 2008 年選出小扁豆做為健康食品。外表長得圓圓的樣子，相當可愛。

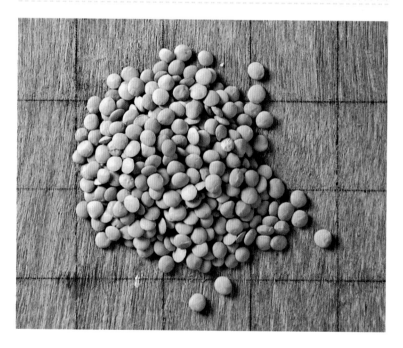

維，以及鈣質、維他命 A、B、鐵質、葉酸，還有鋅的含量都相當豐富。由於能夠有效降低膽固醇指數和 GI 指數，因此對於糖尿病患者有益處，也能夠改善便祕的情況，特別對於減重有相當好的功效。

「哈，如果單單從效果來看的話，對我來說是最棒的糧食了，但是，我到現在還沒嚐過它的味道。」

這讓我覺得憂喜參半。即使屬於肉類的雞胸肉，我也無法持續食用，就這一點來看，全部都是用豆類做成的料理，我能夠撐過 50 天嗎？減重真的能夠對我的健康有所幫助嗎？算了，不要想太多了，船到橋頭自然直。

時間到了下週一。我和 MBC 晨間節目〈美好的一天〉的製作小組開會。終於親眼看到了小扁豆的本尊了。我對小扁豆的第一印象是「啊！好可愛！」長得圓圓的、胖呼呼的樣子，真的長得很像濾鏡一般，顏色也有好幾種。橘紅色、綠色還有褐色，每個顏色嚐起來的味道都不一樣嗎？

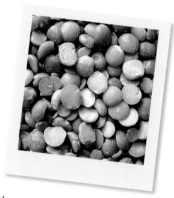

我看著小扁豆，感到相當神奇，這時作家姊姊告訴我需要注意的事項。

「生的豆子含有毒素，所以食用之前必須煮熟才行。可是在處理方法上，與一般的豆類大不相同。」

妳是說毒素嗎？我突然間想起了我在學生時代差一點意外死去的事情。

事情是這樣子的，有一天媽媽告訴我一種不知道從哪裡聽到的方法，說把生的綠豆磨成粉後可以直接食用。

「聽說如果食用生綠豆粉，就可以將體內的毒素排出，這是相當有效的減重方法。媽媽的朋友當中就有一位阿姨是吃生綠豆粉變瘦的。」

「嗯～生綠豆是要怎麼吃啊！我寧願當胖子也不要吃，原本這樣就好。」

「乖，聽媽媽的話，如果妳吃了這個的話，晚上媽媽就買披薩給妳吃。」

「那好吧，順便也點個炸雞吧！」

「那有什麼問題。」

受到披薩和炸雞誘惑的我，真的把生綠豆汁給喝了下去。生豆子的那種腥臭味和細碎殘渣的口感，實在讓我相當震撼，也感到恐懼。我將生綠豆汁含在嘴裡，無論如何也吞不下去。可

是，我含在口中越久，那綠豆特有的刺激腥味更是直衝腦門。最後，我忍不住把生綠豆汁全部吐在客廳的地板上。

媽媽看見我這副模樣，急急忙忙說道：

「因為妳把生綠豆汁全部吐了出來，妳的披薩跟炸雞都沒了。」

當時猶如惡夢一般的回憶，我仍記憶猶新，無法忘懷。但讓我至今還念念不忘的原因，我很肯定不是因為吃不到披薩和炸雞的關係啦，我是說真的……。

小扁豆喚起了我痛苦的回憶，於是在我收到一大包的小扁豆之後，又再次上網搜索小扁豆的資料。但是和小扁豆有關的資料，正如我之前搜索過的一樣，只有那麼一點點，並沒有增加太多。好煩惱啊，究竟要怎麼食用呢？我兩眼發直望著這些小扁豆，但還是下了決心。好，不管三七二十一，總之先來嘗嘗看它的味道如何吧！老天爺啊，拜託讓小扁豆的味道比雞胸肉更好吃吧。

我是這麼想的，顏色不同，味道應該也會不一樣，所以我打算把各種顏色的小扁豆都煮一些來嘗嘗味道。可是，原本我是想按照顏色區分的，結果在清洗的時候不小心全部都混在一起了。好吧！反正一樣都是小扁豆，我就全部都一起煮了，然後再挑出來分開吃好了。但是，又有一個問題出現了，那就是這些小扁豆究竟要煮多久才會熟透呢？按照作家姊姊的說法，只要按照一般製作料理時來烹煮即可，也就是大概煮五分鐘左右，就可以嘗看看味道了。不過，煮好了還是硬硬的啊，於是我又多煮了五分鐘之後再吃。雖然沒有這麼硬了，但是依然沒有完全熟透的感覺。於是我又再多煮了一下，這時小扁豆的外殼全都褪去，露出了熟透的橘紅色小扁豆。

之後我才知道，橘紅色小扁豆是脫去小扁豆的外殼後所呈現出來的型態。如果把它比喻成稻米的話，那就是白米粒了。沒有了外殼，變為橘紅色的小扁豆，比起原本帶殼時還要更快熟透。不知情的我，把所有豆子全部丟在一起煮，原本是打算嘗嘗不同顏色的豆子味道，結果就這麼一直煮下去。總而言之，最後我將充分烹煮好的橘紅色小扁豆，熟透了的褐色和綠色小扁豆，全部一起盛入碗中。我舀起一大匙完全放涼的小扁豆，放入口中品嘗。

　　真是令人緊張的時刻，我好擔心它的味道，小心翼翼地咀嚼了一下，接著口中便散發出香氣來，完全沒有排斥感。我又持續咀嚼了幾下，甚至隱約散發出淡淡的甜味。哇，小扁豆味道還不賴嘛！

　　當我知道小扁豆的味道並不會讓我反感之後，自信油然而生。我可以每天都吃這個，但是如果只是單純水煮來吃的話，口味上還是稍嫌單調了一點。那好吧，我就來試試自創出屬於自己的小扁豆料理吧！

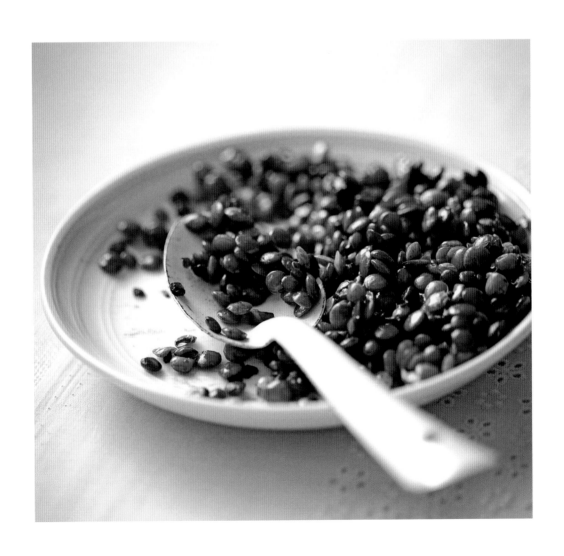

小扁豆，我的減重計畫就靠你了

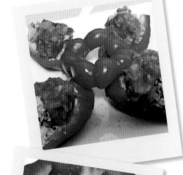

雖然我信誓旦旦地說，想要創造出屬於自己的小扁豆料理，但是在料理這塊領域，我其實並不是特別有天份，所以馬上就碰到瓶頸了。我能夠求助的對象就只有作家姊姊了。根據我過去在電視台的經驗，作家姊姊背後一定有一群專業創作團隊，這些人可是無所不知、無所不能的人才，因此我馬上傳了一封簡訊給作家姊姊。

「我是梁海林，我試吃過小扁豆了，我是用水煮的方式，想請問您，除了水煮之外，還有其他的料理方式嗎？請您教教我。」

作家姊姊真不虧是我的救星，沒多久就回覆我的S.O.S簡訊。

「聽說在印度，會在小扁豆上撒一些咖哩一起食用，或者在咖哩汁中加入小扁豆烹煮，製作成小扁豆咖哩。除此之外，聽說在歐洲地區，經常把小扁豆作為沙拉的其中一樣食材，配著食用，也會把小扁豆和番茄一起燉煮，做成像濃湯一樣的料理來食用。」

喔，妳說可以搭配我非常喜歡的咖哩一起食用？太棒了，我馬上就來試試看。

我立刻買來了咖哩粉、花椰菜、辣椒粉、洋蔥和紅辣椒，把這些材料加入小扁豆燉煮，做出了一道小扁豆咖哩，接著加入剛好四湯匙的白飯，一起攪拌之後食用。

哇嗚！真是人間美味呀。即使咖哩沒有加入肉塊也非常美味。如果拿著這個咖哩沿街請路人品嘗，然後問他們好不好吃

的話，他們一定會異口同聲說想要再來一碗。素有飯桶稱號的我，只要吃咖哩，一定會加入白飯，但是事實上，如果加入大量的小扁豆，小扁豆可以取代白飯的角色，因此就算是不加入白飯，吃起來也完全不會有什麼不同。

我就是那種再怎麼喜歡牛肉，吃牛肉時，肯定都要配著白飯一起吃的典型碳水化合物中毒者。這樣的我還是頭一遭，在吃東西的時候可以不配白飯，而且還能獲得我的認同。

下一步我打算將小扁豆和番茄一起烹煮。根據過去的飲食經驗，將番茄煮熟之後食用的料理，首先我想到的就是佐番茄醬汁的義大利麵，也因此我的內心產生了一種像是在外面餐館用餐的喜悅感。拿出放在冰箱裡的番茄，放入滾水中川燙，燙好之後剝去外皮，接著切成大塊狀，然後放入鍋內與小扁豆一起燉煮。嗯，就是這個味道沒錯，這就是義大利麵餐廳的味道。太好了，我光是聞到這個味道，就覺得超好吃的。番茄的微微酸味配上小扁豆的清香口味，再加上濃郁的口感，這種搭

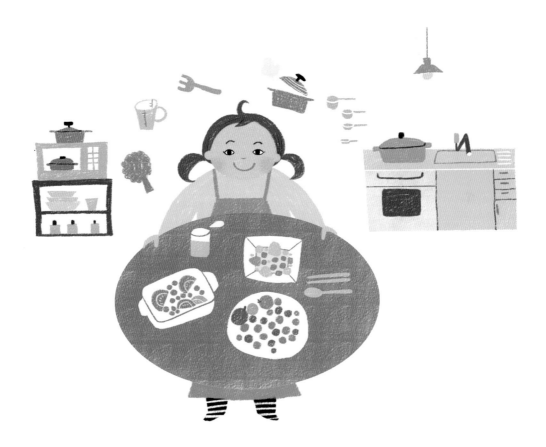

77

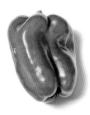

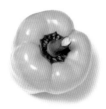

配簡直是天衣無縫，十分完美。

「咖哩我 OK、番茄我也 OK。可是…沙拉？不合口味所以跳過。沙拉不就只是在蔬菜上面撒上煮熟的小扁豆一起吃嗎？我還沒有辦法接受那種草食性口味。這個就等到我變得沒那麼挑嘴之後再開始嘗試吧。」

和小扁豆初次見面的這一天，我是吃得這麼津津有味，而且非常飽足。肚子吃撐了，罪惡感也隨之而來。不論是多麼有助於減重的食物，一旦吃多了的話，體重還是會增加的，因此我打算從明天開始每次只吃一人份的料理，不要過量。

這就是我和小扁豆的第一次接觸。雖然我覺得開伙做菜很麻煩，但是比起一般豆類來說，我喜歡小扁豆的體積小，處理的時間相對也就更快。再加上小扁豆比起其他任何食物都還要美味，這一點讓我很開心，而且以營養成分來說，小扁豆的營養素含量可以說是相當豐富，愈吃愈覺得自己健康了起來呢！

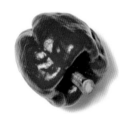

我深深被這麼有魅力的小扁豆吸引，也因此對小扁豆的價格感到好奇。對減重有益，對健康又好，而且只能仰賴進口的話，想必價值不斐。我又再次連上網路查詢。

「小扁豆 1 公斤 5,400 韓圜（約 163 元新台幣）。」

咦，怎麼會這麼便宜？該不會是弄錯了吧？我又確認了一次，價格真的這麼便宜沒看錯。我看到國內生產的黑豆 1 公斤還要 9,000 韓圜（約 272 元新台幣）。這樣子比較下來，小扁豆真的很便宜。

小扁豆的保存方法也相當簡單。不用放在冰箱冷凍或冷藏，只要裝在保鮮袋中，密封之後放在室溫下保存即可。因為小扁豆幾乎沒有水分，所以保存期限可以長達一年之久。小扁豆啊，你到底有沒有缺點啊？

於是我就這樣開啟了小扁豆減重之旅，多虧了各式各樣的料理方式和口味變化，我是真的很愉快地進行著減重計畫。不知不覺經過了一個禮拜的時間，我察覺到一個變化，那就是自從我開始食用小扁豆之後，我竟然不會覺得肚子餓，不用忍受飢餓感來過日子。

以往我最大的弱點就是沒辦法控制食慾，過去的減重嘗試才會都以失敗收場。我的食慾就連西藥或中藥的食慾抑制劑也無法有效控制。原本食慾旺盛的我，在食用小扁豆之後，食

慾竟然自然而然降低了。雖然減重專家們老是提到在減重的時候，可以吃蔬菜來抑制飢餓感，但是其實他們不懂。減重的時候所感受到的飢餓感，應該要用具有分量的食物來填滿。而不是找個東西填填肚子就好了，一個人正在減重的那種精神上的空腹感，也要透過食物來滿足，空腹感才會真正消失。

　　然而就在我食用小扁豆之後，上述的那種空腹感竟然完全消失了。但是有一點和其他減重方法相同，那就是因為攝取的食物鈉含量降低，使得我味覺感到疲乏。已經習慣味精的我，要接受並習慣低鈉食物的味道，需要一些時間。

　　不過既然我吃的是小扁豆，這樣一來問題就不大。我減重也不是這一兩天的事情了，光是沒有飢餓感這件事，就剔除了我過去減重失敗的最大因素。

　　每當我想要吃帶有刺激性調味的食物，就會想想我那波濤洶湧的肥肚皮、大腿肥肉和上臂的肥肉，我要趕快適應小扁豆和低鈉食物。小扁豆，我的瘦身大計就交給你了啊！

小扁豆南瓜蒸因為簡單又美味，成為我經常享用的一道料理。自然散發出來的甜味和濃郁的香氣，感覺似乎能夠淨化我那被味精污染的味覺。

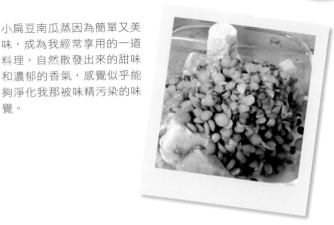

STORY 3

吃飯時的最佳良友，小扁豆奶昔

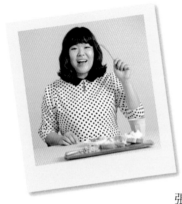

為了減重成功，一定要遵守的就是調整飲食。對於飲食調整有困難的人，可以參考我推薦的小扁豆奶昔。

为了減重成功，調整飲食內容和運動是必備的工夫。了解歸了解，可我不是獨自一個人生活在這個世界上啊，雖然我在減重，但是不可避免的還是會有一些飯局邀約或者是喝酒的機會。我找到了一種魚與熊掌兼得的方法，能夠同時執行小扁豆減重法，又能夠赴約，我也直接看到了它的成效。

有人說真正貫徹的減重，就是當有聚餐約會的時候，先準備好自己的便當帶出去吃，但是我沒那麼誇張，無法做到這一點，如果我是這麼有決心的人，早在很久以前我就瘦身成功了……。所以，我想出了個辦法，在赴約之前，我先在家裡將小扁豆稍微煮過之後，加入香蕉和牛奶用攪拌機充分打勻，做成剛好一杯分量的小扁豆奶昔喝下。

你說這簡直太簡單了？況且喝下一杯奶昔的話，不是反而攝取更多的卡路里嗎？請您仔細看看，我所謂的小扁豆奶昔的成效。

我之所以會開始製作小扁豆奶昔，是因為平常處理小扁豆料理時，要經過許多繁瑣的程序。加上那一天的天氣十分炎熱，想到還要開伙，就讓我覺得相當煩躁。當下我真的很想要喝上一杯涼爽的奶昔，也因為有了這個創意的發想，於是我就試著使用小扁豆來製作奶昔。

實施小扁豆減重法的時候，覺得每次都要煮小扁豆實在有些麻煩，但其實一次可以煮 500 克的分量，然後將多餘的部分放到冷凍庫保存。接下來只要在每次食用的時候，取出自己所需要的分量加熱即可。為了製作小扁豆奶昔，我事先把結凍成冰的小扁豆拿出來敲碎解凍，然後放入攪拌機中，倒入低脂鮮奶和香蕉之後，一起攪拌打碎。

攪拌到稍微黏稠的狀態就可以了，樣子很像是一般的奶昔。我喝了第一口，哇！這味道真的是超夢幻的口味。香蕉的甜味以及牛奶的香濃，和小扁豆特有的清爽口感相當契合，簡直就是絕配。從此以後，只要我懶得做菜的時候，或是香蕉快要爛掉的時候，我就會製作成小扁豆奶昔來飲用。

在持續減重計畫的日子裡，有個好幾天沒見到我的朋友，說心裡感到很鬱悶，不斷催促我出門赴約。

「喂，我真的覺得好悶耶。」

「沒辦法，我現在正在減重期，而且這個是和電視台合作的計畫呀。」

不管我怎麼說，最後還是被那位鬱悶的朋友說服了，於是和她約好要見面，其實一方面也是因為我減重多少產生了一些成效，想要向這位朋友炫耀一番。可是到了約定日的早上，我忘了和朋友有約，先喝下了一杯小扁豆奶昔。明明和朋友約好要聚餐，但是已經有一杯小扁豆奶昔在我的肚子裡了。

「唉，又怎麼樣呢？和我平常的食量比起來，這一點點奶昔哪會有什麼影響力啊？」

我按照計畫出門與朋友見面。這一天我要見的朋友，是一位非常喜歡享用美食的人，而且她受到上天的眷顧，擁有怎麼吃都不會胖的體質。但是，這種眷顧也有消失的時候，那就是和我同住的時期，這個朋友的體重刷新了她個人體重的最高紀錄，之後我們因為一些原因而分開住，過了一個月左右，我再次見到那位朋友的時候，她的身材又恢復到以前那樣苗條，簡直一下子就把肥肉都剷光了。當我都問她是不是有刻意減重，她只是淡淡地回應說，「自從跟妳分開住之後，我的體重自然就往下掉了。」唉，我就是這樣的女子啊。

這位是受到上帝眷顧，怎麼吃都不會胖的朋友。這個世界上真的有無論怎麼吃都不會長肉的人，真是無言哪！

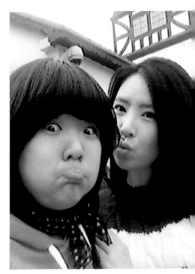

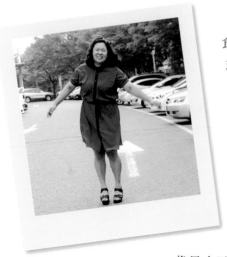

減重的過程中，每當想要轉換心情的時候，我就會和朋友約見面。因為如果太在意調整飲食，一直待在家裡不出門的話，反而更容易讓減重功虧一簣。

即使體重不相同，我們同樣都有著喜歡吃美食的飲食習慣，因此只要我們一見面，就會去吃到飽的家庭式餐廳享用沙拉吧，以及肉類自助餐。總之，我們挑選餐廳的標準，就是可以盡情吃到像把自己的肚皮撐破一樣。

那一天我和朋友也是約在可以盡情享用肉類的吃到飽自助餐廳見面。我想肉類畢竟是蛋白質，比碳水化合物還要好得多，我就被這樣膚淺的計算方式給蒙蔽了。

自從開始減重之後，這是我第一次和朋友見面，她說我看起來變瘦了。果然我的朋友們個個都像是小天使一樣。

一如往常，我們點了滿滿一大桌的肉片開始煎烤。看著肉片在烤盤上滋滋作響，真是令我垂涎三尺，巴望著肉片熟透的那一刻。接著將布滿著肉汁的肉片包入生菜裡，送入口中咀嚼，瞬間我感受到我的舌尖在跳舞。這就是我朝思暮想、許久不見的肉片大人啊，果然還是肉片最好吃了，今天這家自助餐裡面所有的肉，我要把他們全部都消滅。

剛開始我的氣勢如虹，連續點了四、五盤的肉片，但接著卻銳氣全消。我的肚子出現了一種從來沒有過的感受。這難道就是傳說中吃飽了的感覺嗎？

「我才吃到這裡，肚子突然覺得好奇怪，有一種悶悶的感覺。」

「妳跟平常不一樣耶，竟然會細嚼慢嚥，而且吃東西的速度也變慢好多。」

結果接下來我就再也無法吃下任何肉片了。

回到家裡之後，我靜靜思考了一下。怎麼會這樣子呢？為什麼我的肚子會這麼撐呢？難道在這一段日子裡，我的胃容量縮小了嗎？不會吧，雖然說我在減重，但是憑我的食量，只吃了四回的肉片，肚子竟然就撐成這個樣子，不正說明了我的胃真的變小了嗎？不知道怎麼形容，就是有一種跟平常不太一樣的感覺，或許是因為我在出門之前，已經喝了一杯小扁豆奶昔的關係吧！

當我在減重的時候，比平時更容易遇上許多吃飯的邀約。我才吃完一堆肉沒幾天，就有遠從家鄉來的朋友們和我聯絡。雖然我顧慮到減重而有一些猶豫，但因為是許久沒見的朋友們遠道而來，所以還是答應他們一起聚餐。我一樣在出門之前先喝下一杯小扁豆奶昔。如果今天也和上次去肉類吃到飽餐廳一樣，沒吃多少東西就出現飽足感的話，那麼就可以肯定是小扁豆奶昔的作用了。

我和朋友們約在我很常去光顧的辣炒章魚餐廳。章魚全部吃完之後，一定會再加入滿滿的飛魚卵，然後倒入白米飯一起拌炒，做成炒飯來收尾，這是一間相當美味的餐廳。當我們點的菜上桌之後，久違的家鄉朋友們對我說了些什麼，我完全沒有心思聆聽。我聚精會神專注在桌上那一鍋燉煮到滋滋作響的辣炒章魚。

終於等到辣炒章魚全部熟透，我比在場任何一個人的手腳還要快，夾起一條辣炒章魚，以迅雷不及掩耳的速度放入口中。正當我準備沉浸在這朝思暮想的味道的瞬間，我不禁皺起了眉頭。

「嗯～好鹹，這未免也太鹹了吧！」

我將口中的辣炒章魚吐了出來，而一旁慌了手腳的朋友們小心翼翼地夾起一塊試吃。

「不會啊，很好吃啊，妳這是怎麼了？」

怎麼會？明明很鹹啊，我希望是我自己的錯覺，於是又動手夾了另外一塊來吃看看，果然還是鹹到不行。結果，我自己另外加點了一份不加醬料的水煮黃豆芽，然後包著辣炒章魚一起吃。即使如此，我還是覺得嘴裡有灼熱發麻的感覺。最後，我只吃了四、五塊辣炒章魚就吃不下。

終於到了拌炒料理的重頭戲，也就是在剩下的醬料當中加入白米飯拌炒的時候到了。我最喜歡用鍋底醬料炒飯了。我拿

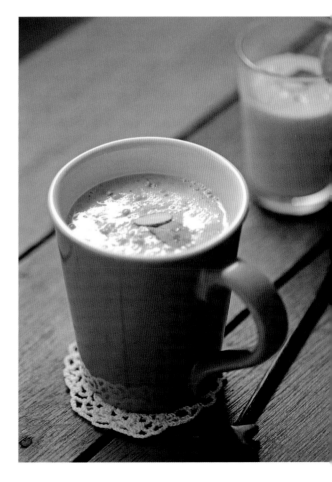

83

起了湯匙和筷子，滿心期待煎出鍋巴之後，將炒飯鋪成薄平狀來享用。

可是，這是怎麼一回事？等到飯都炒好的時候，我的肚子卻已經吃撐了，完全吃不下。

朋友們擔心地問我是不是肚子不舒服，我說只不過是我的肚子太撐了，不用擔心，要他們儘管吃。

「這不太像以前的我，怎麼食量這麼小？更何況這是辣炒章魚醬料加上飛魚卵一起製成的炒飯耶！」

小扁豆的效果真的是太超乎我的意料之外了。在美食面前，我不再是往常的我，我優雅地放下了手中的餐具。

從那次之後，我不再需要取消任何的約會了，只要在約會之前，喝一杯小扁豆奶昔，即使理智上無法自我控制也不用擔心，因為我的胃再也沒有辦法塞入過多的食物，我的肚子一旦有了飽足感，就無法再吃進任何食物。我對這樣的自己感到相當滿意。

Diet tip
適合喜歡和朋友聚餐的你的飲食方法

1. 外出前吃點東西
法國是料理的天堂，法國的女生卻以身材纖瘦而聞名全世界。法式麵包、巧克力和各種甜點，這些都是會讓體重增加的食物，她們怎麼可能這麼瘦呢？根據我的了解，法國女生在出門聚餐之前，會先食用原味優格。以簡便的方式吃原味優格來充飢，這樣一來不管多麼美味的食物端上桌，都能夠克制適量取用，擁有相當的自制力。因此當我們在減重的時候，遇到吃飯邀約的話，也如法炮製先吃一杯原味優格再出門吧。雖然我也和法國女生一樣喜歡原味優格，但是我個人更推薦小扁豆奶昔。因為除了能夠填飽肚子之外，它的味道更豐富，營養成分也比優格還要高。

2. 細嚼慢嚥
在餐廳裡，當食物不夠吃要再加點料理的時候，往往需要等待一段時間，使得肚子出現飽足感，導致加點的料理吃不完。如果一開始就點足所有食物的話，一定會把食物全部吃光光。也就是說，一旦用餐時間拉長，就更容易感受到飽足感。如果是單獨用餐，沒有辦法把大分量的料理做成小分量的話，那就不妨試著細嚼慢嚥，延緩用餐的速度。至於飯後甜點，則想都不要去想。

3. 用餐時多勞動
假如去的是一般餐廳的話，有不少雜事要自己來。要自己拿湯匙，還要自己倒水。如果是去烤肉店，還得要煎烤肉片，而且當小菜吃完的時候，還要主動跟店員告知，追加小菜。如果和朋友去的是吃到飽的自助餐廳的話，那要做的事情可又更多了。這時不如由你包辦所有的雜事吧。拿取大家的湯匙一一擺放，水也由你來倒，承攬所有需要離開座位的雜事，這樣一來，你的用餐時間不知不覺就會延長，也可以多避免攝取一些不需要的食物。

STORY 4

看得到腳趾頭了

執行小扁豆瘦身法約兩周之後的某一天早晨，我一邊沖澡，一邊習慣性地拍拍我那鼓起的肚子。咦，怎麼感覺有點不一樣？肚子有一點往內縮的感覺，好像氣球消氣似的，我趕緊站上體重計上一量，哇，竟然掉了0.5公斤耶！

喔！真是太棒了！

瘦了那麼一點點的我，很想聽到別人對我說「妳是不是瘦了啊？」這句話。正好當時因為戲劇選角的關係，我經常到電視台開會。我刻意在其他人身邊徘徊，可是就連一個人都沒有問我是不是變瘦了。終於我忍無可忍，脫口而出問了一句：「你們看我有沒有瘦一點呢？」，他們卻笑著回我：「有嗎？」可惡，怎麼會這樣？我開始思念起我那像小天使般的朋友們了。

失望透頂的我自言自語地說：「我這樣餓著肚子到底是為了什麼？」反倒更像是一場鬧劇。但其實也沒錯啦，和那些輕輕鬆鬆就能瘦下5公斤的人比起來的話，我這的確是小巫見大巫。唉～果然還是要瘦到讓別人能看出來的程度才行，這對於我這個胖胖的身體來說還真是一件難事。

即使如此，我告訴自己不要灰心喪志，也不要過於急躁。只要再多瘦一點，別人肯定能夠看得出來的。咦，不對，我不是為了別人，我是為了自己才減重的，別人的眼光和看法都不要去在意才對。

小扁豆瘦身法的神奇之處是，肚子上的肥肉會先瘦下來，一天一天逐漸剷去肚子上的肉。本來我的肚子就是外突的狀

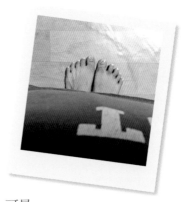

我往下一看，簡直不敢相信自己的眼睛，我竟然看得我的腳趾頭，於是開心地拍下這一張照片做紀念。原來我的腳趾頭長這個樣子啊。

85

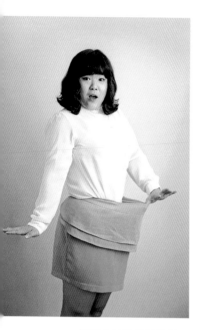

我開心地和我的腳趾頭打招呼，嘗試穿上之前無法穿上的衣服。哇哇哇！衣服變得好鬆唷！而且我開始變瘦之後，腳的尺寸也跟著縮小了。

態，但是現在就算不刻意去縮小腹，肚子上的肉也自然地往內縮，小扁豆真是不得了啊。

又過了幾天，我再次站上體重計測量，卻感覺哪裡怪怪的，我把頭低下去，竟然馬上就能看到體重機上的數字。

「我以前要看體重機數字的時候，也是這麼容易嗎？」

不對！以前我立正站好的時候，根本無法看到體重機上面的數字。你問我為什麼？因為被我那突出的肚子給擋住了啊。我必須用手擠開我的肥肚子，還要稍微彎個腰或曲著身體，若要仔細確認數字的話，還要再更用點力才看得到。可是，我現在光是站著就可以看得很清楚了。

當我要外出的時候，心裡想著要穿什麼樣的鞋子，這時我往下一看，竟然看得到自己的腳趾頭。喔，你們知道我原本看不到自己的腳趾頭嗎？是的，沒有錯，至今當我要剪腳指甲的時候，還有要穿襪子的時候，都是迅速地將一隻腳翹起放在另一隻腳的大腿上，唯有這樣我才能看得見自己的腳趾頭。你問我為什麼？當然是因為肚子太突出了，所以看不到啊，而且就算我彎下腰，也碰不到腳趾頭。但是，現在的我卻這麼輕鬆自然地看見了自己的腳趾頭。

「哈囉！很高興見到你，我的腳趾頭，我們終於正式見面了。」

我和腳趾頭開心地打了招呼，而之前因為腳掌太臃腫而無法套上的鞋子，現在也可以直接套進去。一旦減重有了效果，我的腳掌的尺寸也會跟著縮小，這真是大快人心啊，我的心情整個大好！

接下來，只要我身體的其他地方也剷除掉肥肉，那麼我身邊的人自然就能看到我的改變。

「妳好像瘦了一點耶，肚子消了不少吧？」

「唷！妳好像變漂亮了？」

以前我的腰間就像緊緊勒著一圈橡皮筋似的，只要外出回家，脫下裙子的時候，肚子上都會留有鬆緊帶的勒痕，然而隨著體重開始下降之後，勒痕也跟著消失不見了，這一點是我覺得特別神奇的地方，代表著我肚子的肉逐漸消除了。

除了變瘦之外，還有一件令我高興的事情，那就是原本手腳發麻的問題不藥而癒了。還有那個困擾我許久的慢性頭痛，也好轉了許多。隨著肚子的肉被剷除，我也逐漸找回了健康。

我的身體漸漸變美，也一步步邁向健康之路。

STORY 5

又要再一次面臨失敗了嗎？

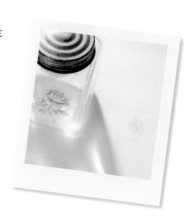

在執行減重計畫的時候，我每天做的第一件事情就是量體重。今天究竟是瘦了幾公斤呢？我的心情會隨著當天體重計上的數字而起伏。

「啊，什麼嘛！就瘦了這麼一丁點？」如果遇到這種時候，算是普通情況；「哇！今天整整掉了1公斤耶，超讚的啦！」而像這種時候，我一整天都會春風滿面。

「什麼意思啊？我怎麼會胖了200g呢？究竟是怎麼一回事？」遇到這種情形，我一整天不管看誰都不順眼，也不要來打擾我，否則就只有死路一條。

就這樣子，我過著隨體重機的數字心情起伏擺盪，時而大笑、時而啜泣的減重生活，直到某一天，差不多是開始執行小扁豆減重計畫後的一個月，不知道是不是進入了停滯期，我的體重變化開始趨於緩慢，停滯不前。一天、兩天過去了，數字依然沒有降低，到了第三天，我就不再站上體重機測量了。而且我開始被各式各樣不安的情緒壟罩。

「到底什麼時候我才能把這些肥肉消滅殆盡呢？我看別人減重好像都很容易，可是為什麼我就是瘦不下來呢？難道我要這樣一輩子只吃小扁豆過生活，而且只能維持在這種身材嗎？我該不會是得了一種叫瘦不下來的病吧？」

執行減重的同時，我經常會出現這種想法，雖然我心裡告訴自己，這次是最後一次，以後不要再這樣子想了，但是我還是受到體重機所顯示的數字影響，感到非常不安，這些負面的想法還是不斷盤踞在我的腦海中。

帶有這樣的想法是相當危險的，因為會影響減重的行動，變得討厭減重。我漸漸懶得動手做料理，當我把小扁豆泡在水裡等待烹調，卻會泡到都快發芽的程度還不處理。泡水泡得過久而發芽，然後倒掉重新再泡一次，我就這樣不斷重蹈覆轍，一種厭煩不安的感覺席捲而來。

「唉，難道這次減重就這樣宣告失敗了嗎？」

我喪失了減重的意志，急躁的情緒也導致我產生憂鬱症的現象。

我是個失敗者！

我註定這輩子都要這樣肥胖過一生了。

就從明天開始，到了明天我要開始高喊著我重生了！

我還是做不到。

我為什麼長成這副德性？

怎麼不乾脆死一死好了！

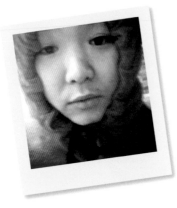

即使一點點也好，為了能夠讓臉看起來小一點，我會穿著連帽T恤，戴上帽子再繫繫鬆鬆緊帶。這樣子看起來也是挺可愛的。

那些瘦子，不對，這個世界上所有的人都沒有辦法體會我的感受。

你看看我，我是一個不能自制的人，是不折不扣的大懶豬，還要遭受別人的指指點點，說我散發豬騷味。

對，我經常聽到別人嘲諷地對我說，我的減重計畫絕對不會成功的風涼話。

我感覺自己漸漸往下掉落，跌入深層的泥沼之中，無法自拔。有些時候我甚至陷入了一種憤怒的狀態。

怎麼？我有怎麼樣嗎？我這胖胖的樣子難道招惹誰了嗎？

為什麼當著我的面指責我呢？

怎麼？難道我有害人嗎？

我只是在我自己的生活圈裡，靜靜地過著自己的生活而已啊！可是，為什麼要在不了解我的情況下，光看我的外貌就對我妄下評斷呢？

為什麼？到底為什麼要這樣？

我發瘋似地狂哭，被極為負面的陰暗想法團團包圍。不管什麼人我都不想見，不，是連看一眼都不想看。我想要就這樣待在我的房間裡，把自己禁錮起來痛哭。然後，我拿起電話叫外賣。在減重時期我想要吃卻沒辦法吃到的東西，像是炸醬麵、糖醋肉、豬腳和白切肉包菜，我全部點來吃。

我大口大口吃著，即使肚子已經感覺好撐，但我還是埋頭

繼續吃，吃到有點想吐的感覺。雖然肚子被食物填得滿滿的，但是我的內心卻是相當空虛。我並不是為了享受味道而吃，只是無意識地吃著。我就這樣睡著了，當我再一次睜開眼睛的時候，又將剩下的糖醋肉、豬腳，還有白切肉包菜都吃個精光。

我的內心深處不停吶喊著：

「我真的是個無藥可救的胖子。像我這樣的人，減重根本是一種奢侈的行為。」

我把自己關在房間裡面，過著廢物一般的生活，不管誰約我見面，或打電話給我，我一概拒絕。我覺得，不管是誰看到我現在這個鬼樣子，一定會對我指指點點、說三道四，還會用嘲弄的口吻對我說，妳是失敗者，妳就只有這點本事而已，甚至對我口出穢言。所以我乾脆把自己關在房裡，足不出戶。

我過了三天像廢人一樣的生活之後，有個人敲了我的房門。原來是我的妹妹。對妹妹來說，我一直都是個堅強活潑，如陽光般的姊姊。妹妹仔細端詳我這副樣子之後，開口說道：

「姊姊，別再這樣下去了，快點停止吧！」

妹妹的聲音好像就快要哭出來似的，說完她緊緊抱著像廢人一樣的我。

「姊姊，別再這樣下去了，快點停止吧，妳就正常過生活就好了呀，胖胖的又怎麼樣呢？妳只要像以前那樣子過日子就好啊。」

這樣的台詞，這樣的情感，是只有在戲劇中才會出現的情景，想不到現實當中真的有這樣的場面出現。

「姊姊別再這樣下去了，已經夠了，妳現在到底在做什麼？這個世界上難道只有妳一個人在減重嗎？管它什麼減重，不要也罷。妳看看妳那一頭亂頭髮，也不洗一洗，真是髒死了。」

「妳說什麼？妳這個女人……」

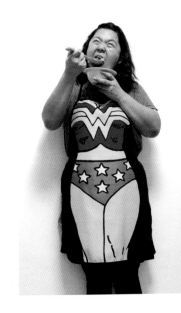

我對著妹妹一陣痛罵，還高分貝大吼。因為她的話傷了我的自尊心，讓我整個精神都來了。可是奇怪的是，我竟然感覺通體舒暢。

減重是一場單打獨鬥的過程，這樣的過程其實非常不好受。如果有人能夠了解我的減重過程是多麼辛苦的話，不知道該有多好，我很希望能夠獲得鼓勵，獲得安慰。像那樣子毫無保留地痛罵我一頓，我也是可以接受的，比起溫柔的話語，我果然還是更需要強烈的刺激。我呢，就是適合受到指責的女生啊。

總而言之，我這輩子第一次聽到我的妹妹痛罵我，三天以來我的神智第一次回到這個世界。而當我回過神一看，真的是不敢置信。房間裡面四散著衛生碗筷，剩下骨頭的豬腳和零食的外包裝到處亂扔，而我的身體更是因為三天沒有梳洗而散發出了味道。於是我沖了個澡，梳洗完畢，瞬間精神大振。

　　除此之外，我還有為數可觀的未接來電，以及要我回電的語音信箱，其中，我的男朋友以非常擔心的口吻留下這段錄音。

　　「如果妳覺得太辛苦的話，那就不要再繼續了，我為妳的減重加油是為了妳的身體著想，可是再繼續這樣下去，我想妳還沒找回身體的健康，就已經先失去了精神上的健康了，我實在是很擔心妳啊。」

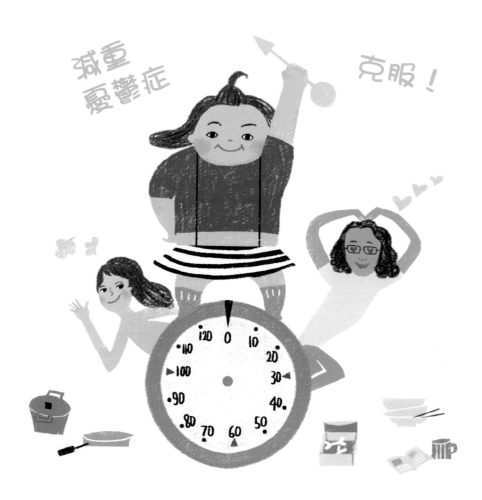

90

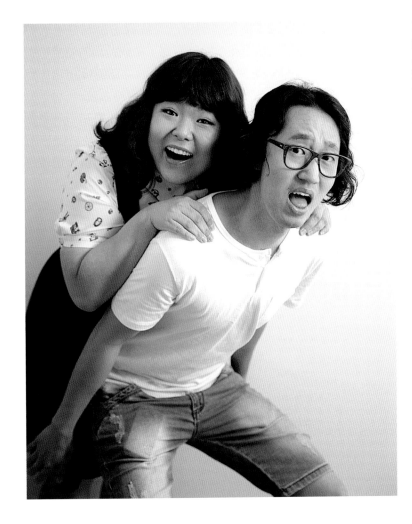

支持我持續減重的第一線支援者，就是我的男朋友金京鎮。每當我感到厭煩的時候，就會把氣出在他身上，而當我產生憂鬱的傾向時，他也會想盡辦法讓我變得開朗。
謝謝你，我愛你～

　　男朋友的慰問，讓我的內心感到一陣暖意。愛情的力量果然還是勝過親情。我的妹妹是壞蛋，妳其實也可以給我這種溫柔的鼓勵呀。

　　當然我非常清楚，我是託妹妹的福才恢復正常的，也因為這樣，男朋友的鼓勵我才能聽得進去。總而言之，我是梁海林，我不會就這樣結束，也不會就此放棄，我又重新燃燒起那份減重的熱誠。

　　我想，當減重時間過長的時候，會變成長期足不出戶，在這種情況下，會選擇以暴飲暴食的方式來紓壓的人，是因為長期沒有辦法好好吃東西的緣故。而受到雙重壓力的影響，就會引起類似減重憂鬱症的症狀。減重的生活應該要像修練者一

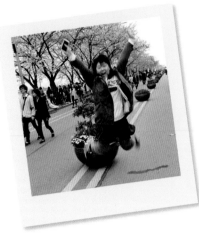

樣，也就是不斷地提醒自己保持意志力和減重的慾望。可是，當自我激勵已經到了精疲力竭的地步，這時就要仰賴身邊的人了。不論別人是對你指責，還是給你鼓勵，一定能夠讓你重新獲得力量。

在受到指責和鼓勵之後，我宣布要和造成我孤寂鬱悶和焦躁情緒的體重機說再見了。

「我再也不會受你的擺布了，我們就一個禮拜見一次面吧！」

就這樣，我的減重計畫重新啟動。

Diet tip

陷入減重憂鬱症時的克服方法

1. 遠離體重機
每天都量體重，是一種維持體重的做法。但是體重其實不會每天都有所變化，如果不想再因為體重機上的數字而憂鬱的話，那麼就每週量一次體重即可。

2. 試著穿上以前胖胖時期的衣服
為什麼要減重呢？雖然部分原因是為了自身的健康著想，但是最主要是為了自己的外貌而努力。如果你現在已經感覺不想再繼續下去的話，那就試著穿上以前更胖時期的衣服吧。過於寬鬆的袖子、腰部還有大腿的部分，這會讓你心情大好。

3. 給自己一天「自由日」
減重時所執行的計畫就像修行者一樣的生活，不允許食用能讓心情大好的刺激性飲食，也無法自由自在地外出，再加上還要勤勉不懈地進行過去鮮少做的運動。如果你覺得這些限制已經對你造成強烈負擔的話，那就選一天放逐一下自己吧。在這一天裡暫時忘記減重，做一些自己想要做的事情，然後從隔天開始，再次用心執行減重計畫。

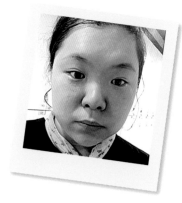

STORY 6

不再是暖身而已，是真正的運動

減重必須要飲食搭配運動一起進行才能看得出效果。當然挨餓也能夠瘦身，但是根據我以往的經驗，這種減重方法，每當回復正常飲食的瞬間，溜溜球效應就會隨之而來。而且挨餓是沒辦法長久持續的，還會有害健康。

早在執行小扁豆瘦身法之前，我就接受了醫生的建議開始運動。可是，比運動本身更加累人的，是我一直無法剷除肥肉的事實，還有那揮之不去的厭煩感覺。然而，當我開始執行小扁豆減重之後，只要發現自己瘦了一點點，就會產生更多想要運動的衝動。後來我決定上健身房了。

雖然我討厭運動，但是運動之後那種美好的暢快感，是世界上任何東西都無法比擬的。

為了達到減重的目標，我前往一間專業健身房，那是我以前就已經報名的健身房，但是因為太少去了，結果先被健身教練訓了一頓作為開場。

「妳這個樣子想要減重的話是很困難的，海琳小姐，妳現在只不過在培養基礎體力而已，還沒真正開始做減重運動耶，我知道醫生已經告訴過妳必須運動，但是我還是要再說一次，如果妳沒有持之以恆運動的話，可是會提早跟閻羅王報到的。」

「是～是～是，從今天開始我會認真運動的。」

我每次都用如出一轍的回答來虛應了事，然後下次又沒出現。在教練心裡，我的信用早就破產了，但是起碼在回答的當下，我是出自於真心的。這次我真的決定要認真運動了，因此在開始之前，我先和健身教練討論我的健康狀況。

「妳有足底筋膜炎、旋轉肌袖撕裂、膝蓋軟骨炎、椎間盤

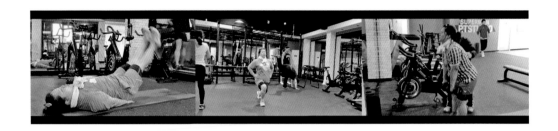

剛開始運動的時候，因為我有高血壓和體重過重的問題，我只能做低強度的運動。但是，隨著體重漸漸下降，我開始同時使用重訓器材了。

突出所引起的腰痛，還有高血壓問題。妳這個樣子要運動的話，是不是要有救護車在外面待命啊？」

健身運動教練說，因為我的身體狀況實在是太差了，無法徹底執行運動，所以決定先從最基礎的培養體能開始。基礎體能運動是從事低強度運動的人所做的一種暖身運動，或稱為伸展運動。健身運動教練先為我做了示範。

「既然我都下了這麼大的決心，也報名了課程，結果並不是在電視上看到的那種『開往減重地獄的列車』的運動，而只是國民體操？」

雖然我小心翼翼不露神色，但內心可是相當不滿。不過，等到我開始動起來之後，這些體能運動竟然讓我氣喘吁吁。

我在跑步機上面沒跑多久，就已經上氣不接下氣，而當我做腹部運動的時候，因為腹壓上升，引發高血壓而導致頭痛，結果無法進行下去。而在做下肢運動的時候，因為膝蓋問題和足底筋膜炎的關係，讓我無法順利完成。

我的眼淚奪眶而出。我並不是為辛苦而掉淚，而是因為連這麼基本的運動我也撐不下去，我為我的身體感到悲傷。

我非常清楚這是我自己應該負起的責任。

離開健身房之後，我收起了鬱鬱寡歡的心情。為了能夠盡快培養出基礎體能，我必須約束我的平日生活。搭乘捷運出站的時候，我不搭手扶梯而是選擇走樓梯。但是下樓梯的時候，我的膝蓋會有痠痛感，腳底也感到隱隱作痛。這惱人的關節炎和足底筋膜炎啊！我仰望著幾步之遙的階梯數，每一步都像是走天堂路般難受，我竟然不自覺地脫口說出髒話。

第二次運動結束之後，我選擇搭乘公車而不是捷運，我用步行的方式刻意走到下一站去搭車。因為沒有了樓梯，感覺還

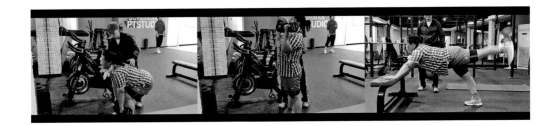

不錯。我走著走著，一邊環顧周遭的人們，比我想像中還要有趣呢。但是以往搭公車的時候，很快就抵達的下一站，為什麼遲遲還沒有出現呢？唉唷喂呀，我的膝蓋啊！

我為我的減重意志力感到自豪，於是當我再次去健身房的時候，我把搭乘捷運走樓梯，還有步行到公車站牌的事情告訴了教練。同時我也老實對他說，我在外面的時候能夠勉強自己運動，可是一旦回到了家裡，我連動都懶得動。既然我待在家裡的時間比在外面的時間還要來得多，我的健身教練就提供了我一個方法。

「當洗衣機洗好衣服的時候，不要一次把裡面的衣服全部都拿出來，而是一件一件拿出來晾，把衣服用力甩動拍打之後，再掛上衣架，每一件都重複這樣的動作。」

這樣也算是運動嗎？我一回到家裡就開始嘗試。我把洗好的 T 恤一件一件拿出來，用力甩動拍打之後掛上衣架，接著拿出裙子，一件一件用力甩動拍打再掛上衣架，接著兩手各拿出一隻襪子，用力甩動拍打之後掛上衣架。

啊，原來這樣子也會流汗呢。既然流汗了，表示有運動到了。

執行小扁豆減重的過程中，我對生活變得更加積極。漸漸的，我的慢性頭痛消失了，早上起床的時候感覺無比輕鬆，一整天都覺得很自在。這樣的身體狀況似乎喚醒了我對自主生活的意志，而這股意志力更是激勵了我願意多活動。

我對日常生活的活動再也不會抗拒，同時也持續進行低強度的運動，因此我

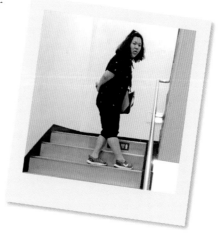

的減重速度加速了。也許因為體重減輕，我的血壓回到了正常值，因此即使腹壓上升，也不會再感覺頭痛。原本光是做培養基礎體能的低強度運動，就已經感到痛苦難耐的我，在執行小扁豆減重短短一個月之後，已經可以進一步進行肌力運動了。

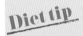

解決厭煩症狀的生活運動法

1. 洗好的衣服每次只拿一件出來晾
洗衣機裡洗好的衣物，一次只拿一件出來晾。拿的時候彎下腰來，把衣物舉起抖動手臂甩動拍打，這樣的運動量比你想像中還要來得大。每次只拿一件衣服，重複甩動、晾曬的動作，過不了多久，你就會發現自己滿頭大汗。

2. 請坐著看電視
以前我在某個電視台看到，肥胖者的特色就是一開始採坐姿，過沒多久就會開始躺下來。架設觀察攝影機一看，果然在團體聚會當中，唯獨幾位過胖的人會出現躺臥的姿勢。我覺得我的樣子和他們沒什麼兩樣。如果你看電視的時候也是習慣躺著的話，從現在開始在電視前面放一張茶几或餐桌，改成坐著看電視吧！想想看，我們一回到家裡，花最多時間的就是在客廳看電視，坐著看電視所消耗的熱量肯定比躺著看要來得多喔！

3. 刷牙洗臉的時候，抬起一邊的腿
每次刷牙洗臉的時候，可以抬起一邊的腿，用金雞獨立的姿勢站著。雖然只是短暫的時間，但是這個動作沒有想像中容易做。刷上排牙齒的時候抬起左腳，而刷下排牙齒的時候抬起右腳。這是個看似簡單，卻可以訓練平衡感的運動。如果你覺得只有在刷牙洗臉時才做，時間過短的話，那麼也可以在洗碗的時候，或者等公車和捷運的時候，試著做看看。

STORY 7

最後總共減掉12公斤

我和小扁豆共度了 50 天的日子。這時間說長不長，說短也不短。經過這 50 天之後，我出現相當大的變化，最明顯的就是我的食慾，以前那種什麼都吃、來者不拒的食慾幾乎消失殆盡，不僅如此，我的食量也明顯變少了。如果用文字來形容我的食量的話，就算我吞下令人頭皮發麻、全身顫抖的食慾抑制劑，還是有辦法一個人吃掉中份的白切肉包菜，我就是食量超大的大胃王。能夠和我的食慾相抗衡，小扁豆還是頭一遭。

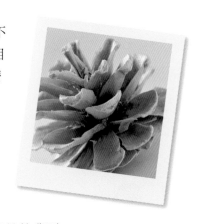

另一個改變，就是我的排便習慣大大改善了。以前的我不只是單純的便秘，而是連續便秘好幾天之後，接著出現腹瀉症狀，這種模式不斷反覆。我想就是因為這樣，我的肚子才會經常感覺悶痛和刺痛感，就算上完了廁所，卻一點暢快感覺都沒有。但是，在食用了小扁豆之後，便祕還有腹瀉都不見了，可說是暢快無比。

託小扁豆的福，我身上最先剷肉的部位就是肚子，而且瘦最多的地方也是肚子。因為肚子瘦了下去，以往的褲子和裙子都變得非常寬鬆。還有，以前因為肉太多而被埋沒的骨盆線和肋骨，現在也都看得見了。

我是屬於那種上半身比下半身更發達的類型，所以通常要瘦上半身比較困難。但是這次卻不一樣。我在減重之前，因為胸罩的尺寸太小，所以我必須另外加上輔助鉤才能穿上。但是，現在我就算沒有輔助鉤也能夠穿上胸罩，而且完全不會感覺到太緊或不舒服。不僅如此，胸罩後方的鉤子不再只能勾到

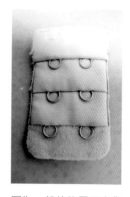

因為一般的胸罩不合我的尺寸，必須使用輔助鉤，而當我再也不需要使用輔助鉤的瞬間，我的眼淚奪眶而出。

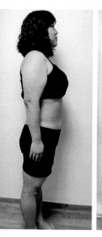
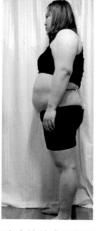

我本來真的胖成那樣子嗎？50 天之後，我最明顯的就是肚子瘦了下來。小扁豆瘦身法最大的特色就是幫助抑制食慾，還有可以明顯瘦小腹。

最後一格，甚至可以勾到第二格了。看來我背部的肉真的減去了不少呢！

當我減掉背部和肚子的肥肉之後，上衣的尺寸也跟著改變。以前穿的衣服，現在變得很寬鬆，而原本因為太小件而套不上去的罩衫，現在也變得剛剛好了。

而根據我妹妹的說法，以往我打呼很嚴重，而現在打呼的聲音和次數都大大降低了。另外，我的頭痛、手指發麻、膝蓋痠痛、腳趾疼痛等折磨人的症狀也全都消失了。尤其是威脅生命的心律不整問題，也不再發生了。神奇的小扁豆似乎把我鼻孔深處、喉嚨深處，還有膝蓋裡的肥肉一掃而空了。好神奇啊，真是太神奇了。

那麼和以前相比，我究竟瘦了多少呢？自從因為太在意體重計上的數字而備感壓力之後，我決定相信自己，再也不量體重計了。雖然衣服變寬鬆和體力變好，讓我知道自己變瘦了，但確切的數字我其實並不知道。我很希望趕快透過節目確認這件事。到了錄製節目的那天，我特別穿上原本穿不上的上衣和裙子，充滿了自信。

MBC 攝影棚裡，掛著好大一幅我減重前的照片，不過就是 50 天前的樣子，我卻對那張照片感到很陌生。我真的原本長那個樣子嗎？真是不敢相信，我竟然會胖成那樣！

開始錄製節目之後，總算到了測量體重的時候。我忐忑不安地站上了體重計。

「82 公斤啊，一共減去了 12 公斤呢。」

我聽見了 MBC 主持人金翰石唸出的數字。

從觀眾席響起了熱烈的鼓掌聲。

我真的瘦了。

等到節目播出之後，我獲得許許多多的關心，我的身邊也出現一陣騷動。

「海琳啊！妳真的變漂亮了耶！」

「妳長得並不討人厭啊！不過妳以前的臉看起來就是不討喜，可是現在特別耐看喔！」

「所謂女大十八變，難道我現在才開始要改變嗎？」

我也收到許多網友們來信關心。

我還上了許多新聞報導的版面，而報導下方留言的數量也是相當可觀，大部分都是給予我積極正面的加油和鼓勵。

「減重真的不是一件容易的事情，要經過多少努力才能夠達到效果啊？妳真的變漂亮很多！」

「太了不起了，真的很恭喜妳。」

「希望妳能堅持到最後，加油！」

當然，也還是有不少惡言相向的留言。

「妳胖成那個樣子，不過就瘦了那麼一點點，這件事情有什麼好炫耀的？就算瘦了，妳還是隻胖豬。」

「妳說妳瘦了？請問妳那段時間都在幹嘛？哪裡瘦了？妳現在這個樣子看起來還是隻肥豬啊！不要再勉強自己了，休息吧，肥仔。」

「妳胖到這種地步，應該只要餓個幾餐不吃，就會瘦了吧？」

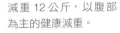
減重 12 公斤，以腹部為主的健康減重。

「妳就算瘦了，還是個醜八怪。」

其實，還有很多留言比這些更惡毒。但是，我決定閉上我的眼睛不看，因為我如果再繼續看下去，可能又要埋頭鑽進被窩，再度陷入憂鬱之中。老實說，這些話並不完全是惡言相向，他們說的話也不是完全錯了。

雖然我瘦了 12 公斤，但還是過胖。過去我的人生當中，度過了許許多多的 50 天，而在那許多的 50 天裡，我都在累積肥肉，並且忽視了我那肥胖的身體和健康。

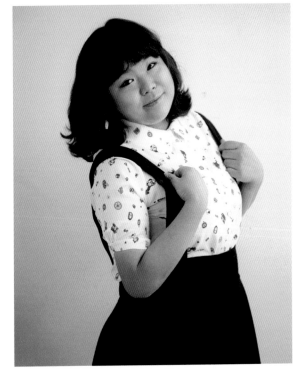

然而，過去的 50 天裡，我成功地瘦肉了。以前曾經打發別人的那些藉口，我也領悟到其實是在自我欺騙。現在，我能夠正視我的身體，以及我的健康狀態。對於其他人來說，也許這稱不上是減重成功，但是對我來說，這是極具意義的第一步。我深深相信，如果這樣一步步慢慢累積的話，總有一天，我一定能夠真正減重成功。

經過 50 天，我成功地瘦肉了。過去曾經對別人説出的那些藉口，我也領悟到其實我是在自我欺騙。現在，我能夠正視我的身體，以及我的健康。

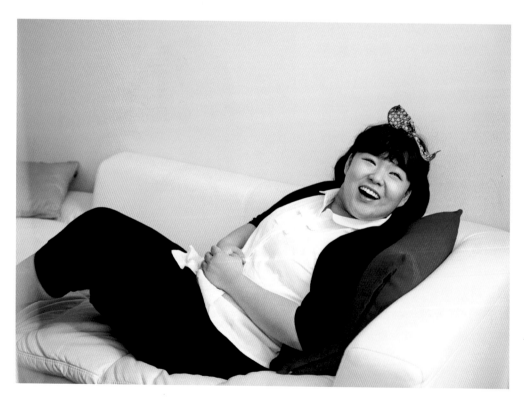

STORY 8

令人心跳加速的身體健康檢查

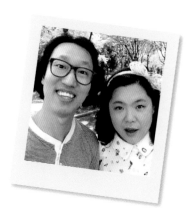

其實我執行小扁豆瘦身法的原因，比起外型來說，更重要因素是健康問題。針對我的外型，也許你不相信，我的男朋友經常說我長得很漂亮……等一下，把你手上的石頭放下來嘛！我也是這輩子第一次遇到這樣的人，拜託你就稍微體諒一下吧。

真正讓我下定決心要認真減重，是因為那次我心律不整而突然暈倒，被送到醫院急診的時候，醫生對我說的這些話。

「妳再這樣子下去，搞不好就直接去見閻羅王了。」

我不想死。我還有男朋友耶，啊，不是，我還有很多事情要做耶。

以前我曾經動過扁桃腺手術和聲帶化膿手術。因為肥胖的緣故，我的血壓和肝指數都相當高，手術前醫生告訴我必須全身麻醉，否則無法進行手術。當時我急著讓肝指數下降而服用藥物，也一股腦兒的急速減重。

當時我所執行的是單一飲食減重法，我選擇只吃豆腐包生菜。我吃了大約三周的降肝指數的藥，然後搭配少量的豆腐，雖然我的血壓和肝指數沒有完全恢復正常，但是已經出現些許的下降，好不容易終於可以動手術了。當我躺在床上，等著被推進手術室的時候，我腦袋瓜裡面只惦記著一件事情。

「減重，只要不吃東西就能瘦了呀，這未免太簡單了，只要照這個樣子吃下去的話，我就能成功。」

我在手術之後，喉嚨上出現結痂，如果這個痂掉了的話，會因為出血過多而有生命危險，所以在醫院裡面，我吃的不是軟爛的稀飯，而是米糊、濃湯或者是冰淇淋這一類的食物。

在等待傷口復原的同時，我陶醉在我瘦下來後的模樣。

「我連飯都沒辦法好好吃，一旦等我傷口復原之後，我整個人不就會變得超瘦的嗎？」

然而整整三週的時間裡只吃了豆腐的我，在吃了一兩天的米糊之後，開始失去理智，瘋狂吃著冰淇淋和濃湯。這種嘴饞的慾望，讓我完全忘記醫生說我不能吃固體食物的警告。手術過後沒幾天，我就吃了泥鰍湯。也因為這樣，我那隱忍了三個禮拜的食慾大爆發，再也克制不了了。

手術之前因為吃豆腐所減下的體重，才不到三天的時間就全部補回來了，更誇張的是，手術過了一週之後，我減掉的體重竟然加倍奉還給我了，我就像是被溜溜球效應的火箭炮直接命中一樣。當然也有可能是我的身體變得比手術之前還要差的關係。

因為有這樣的負面經驗，這次當我執行小扁豆瘦身法的時候，我放棄了只吃「小扁豆」這種攝取單一食物的方法，我採取的原則是，吃小扁豆的同時，把其他食物的分量減少。實際上，小扁豆的特色就是讓人容易有飽足感，其他食物的攝取量也就自然而然變少了。

上完節目之後，來到了定期健康檢查的日子。我的身體到底變得多健康呢？還是反而變得更糟糕呢？

我一到醫院，許久不見的護士以及醫師們都稱讚我，說我變瘦不少。一個禮拜之後，健康檢查報告寄到家裡來了。

我好緊張，真的緊張得要命。我是為了健康而開始減重的，我的身體真的變得更健康了嗎？還是事與願違呢？

我戰戰兢兢地開始一項一項確認。

11203274 楊海琳

檢查項目	2014-06-09	2013-03-11	單位	參考基準值
5. 肺功能檢查（Pulmonary Function Test）				
預估肺活量	3.55	3.61	%	
肺活量	3.46	3.18	%	
%肺活量	97.5	88.1	%	
一秒量	2.70	2.56	%	80以上
一秒率	78.03	80.50	%	
Peak Flow	5.61	5.64	%	

● 測量呼吸時的吐氣量和吸氣量，藉由呼吸能力來評估肺活量的基本檢查。

檢查項目	2014-06-09	2013-03-11	單位	參考基準值
6. 一般血液檢查（Hematologic Test）				
Blood Type（血型）	B+	B+		
WBC（白血球）	9.00	9.91	*10^3	4.0-10.0
RBC（紅血球）	4.94	5.09	*10^6	男4.2-6.3女4.0-5.5
Hb（血紅蛋白）	14.3	14.9	g/dl	男13-17女12-16
Hct（血容比）	42.4	43.0	%	男39-52女36-48
Plt（血小板）	400	313	*10^3	130-400
ESR(血液沉降速度)	14	6	mm/hr	男1-10女1-20
MCV（平均血球容積）	85.8	84.5	fl	79-96
MCH（平均血紅蛋白量）	28.9	29.3	Pg	26-33
MCHC（紅血球平均血紅素濃度）	33.7	34.7	g/dl	32-36
RDW（紅血球分布寬度）	12.1	11.9	%	11.5-13.5
PDW（血小板分布寬度）	9.9	10.3	fl	9.0-15.2
MPV（平均血小板體積）	9.3	9.4	fl	8.9-12.0
N.Seg（節狀核嗜中性白血球）	44.9	45.6	%	43-75
Mono（單核細胞比例）	4.8	5.1	%	2-10
Lympo（淋巴細胞比例）	48.7	46.7	%	24-45
Eoslno（嗜酸性白血球比例）	1.3	2.3	%	0-6
Baso（嗜鹼性白血球比例）	0.3	0.3	%	0-2
Band			%	0-6

● 紅血球、血紅蛋白、血容比是測定貧血的基本檢查，白血球是測定是否有感染的指標。

檢查項目	2014-06-09	2013-03-11	單位	參考基準值
7. 糖尿檢查（Glucose Level）				
Glucose（葡萄糖）	121	154	mg/dl	70-100
Hb A1C（糖化血色素）			%/THb	4.5-6.1

● 飯前血糖值是測定糖尿病最基本的指標，糖化血色素能反映過去一至二個月的血糖調節狀態。

11203274 楊海琳

檢查項目	2014-06-09	2013-03-11	單位	參考基準值
8. 肝功能檢查（Liver function test）				
T.Protein（總蛋白）	7.4	7.3	g/dl	5.8-8.3
Albumin（白蛋白）	4.7	4.6	g/dl	3.1-5.2
Globulin（球蛋白）	2.7	2.7	g/dl	1.5-3.5
A/G Ratio	1.7	1.7		1.1-3.0
SGOT（AST）	23	73	IU/L	5-40
SGPT（ALT）	23	104	IU/L	5-40
T-Billrubin（總膽紅素）	1.1	1.0	mg/dl	0.2-1.2
D-Billrubin（直接膽紅素）	0.5	0.4	mg/dl	0-0.6
r-GTP（麩安酸轉化酶）	14	40	IU/L	男11-49女7-32
ALP（鹼性磷酸酶）	122	125	IU/L	40-250

● 肝功能基本檢查中，SGOT/SGPT數值上升是測定肝功能異常的指標（因發炎造成損傷）。r-GTP上升是過勞等引起肝損傷的指標。

檢查項目	2014-06-09	2013-03-11	單位	參考基準值
9. 脂肪檢查（Lipid Test）				
T.Cholesterol（總膽固醇）	185	220	mg/dl	115-200
HDL-Cholesterol（高密度脂蛋白膽固醇）	46	49	mg/dl	男35.3-79.5女42.0-88.0
Triglyceride（三酸甘油脂）	144	160	mg/dl	50-200
LDL-Cholesterol（低密度脂蛋白膽固醇）	122	151	mg/dl	77-130
Lipoprotein（脂蛋白）			mg/dl	0-57
APO A1（載脂蛋白A1）			mg/dl	男104-202女108-225
APO B（載脂蛋白B）			mg/dl	男52-117女39-105
NT-proBNP（前B型利鈉激素）			ng/l	12-133

● 脂肪增加過多會導致高血脂，是動脈硬化或心肌梗塞症發生的原因。

檢查項目	2014-06-09	2013-03-11	單位	參考基準值
10. 腎臟功能檢查（Kidney Function Test）				
BUN（血中尿素氮）	11	12	mg/dl	男8.1-22.0女7.8-20.5
Creatinine（肌酸酐）	0.8	0.8	mg/dl	男0.8-1.3女0.6-1.1
B/C Ratio	13.7	15		7-29
eGFR（腎絲球濾過率值）			mL/min/1.73㎡	70以上

● 腎臟是排除體內廢棄物質的重要角色，各數值的上升可推定腎臟功能呈下降趨勢。

檢查項目	2014-06-09	2013-03-11	單位	參考基準值
11. 氨基酸代謝檢查（Amino acid metabolism test）				
Homocysteine（同半胱氨酸）			umol/L	5-8

● homocysteine數值過高會增加心血管疾病的風險。

檢查項目	2014-06-09	2013-03-11	單位	參考基準值
12.胰腺炎檢查				
Amylase（澱粉酵素）			IU/L	28-100
Lipase（脂肪酶）			U/L	13-60

● 罹患胰腺炎或口腔炎時，數值會上升。

檢查項目	2014-06-09	2013-03-11	單位	參考基準值
13. 電解質檢測（Electrolyte）				
Sodlum（鈉）	145	144	mEq/L	135-145
Potassium（鉀）	4.3	3.9	mEq/L	3.5-5.5
Choloride（氯）	108	106	mEq/L	95-110
Calcium（鈣）	9.2	9.0	mg/dl	8.2-10.8
Phosphorus（磷）	3.9	3.7	mg/dl	2.5-5.5
Magneslum（鎂）			mg/dl	1.9-3.1
Total CO2（二氧化碳總量）			mEq/L	24-31

● 電解質是維持體內酸鹼平衡的重要角色，鈣和磷大部分存在於骨骼中，與新陳代謝有關。

肝、膽固醇和血糖指數全都下降了。
這件事比體重下降更讓我覺得開心。

「膽固醇指數正常，雖然血糖指數還是處於不穩定的狀態，但是已經下降了許多，而血壓已經完全恢復正常了！」
　　我確實比減重之前還要來得健康多了。現在開始我不再是病患的身分，而是一個正常人的身體狀態。梁海琳，現在妳可以結婚了，也死而無憾了！

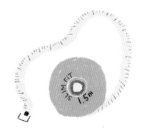

103

STORY 9

你愛我，我愛你，
小扁豆，我最愛你！

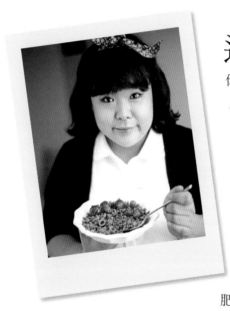

這個世界上充滿著數以萬計的減重廣告。只要吃這個的話，你就會瘦！只要這麼做的話，你就會瘦！只要這個就可以！只要這個一定行！只要你跟著做！

可是在這個世界上，光靠一樣東西是無法成功瘦身的。我到目前為止用盡所有的方法，包括單一飲食法和吃減肥藥等等，這些都無法真的讓我成功瘦身。這些瘦身法之所以會失敗的理由非常簡單，那就是即使透過「這個」，能夠在當下達到瘦身效果，卻無法長久維持的關係。

如果是對以前的我說吃小扁豆可以減肥，我一定會傻傻的什麼都不吃，餐餐只吃水煮小扁豆，一心盼望能夠達到瘦身的效果。接下來，餓扁的肚子會使我迫切渴望著其他食物，然後不出幾天，我就會筋疲力盡而宣布放棄。我知道這種情形不只發生在我一個人身上。現在一定還有許多人使用我以前那樣的方式在減重。

小扁豆瘦身法讓我學習到一件事，那就是「只靠這個」是絕對無法成功減重的。太過極端，只食用少分量的小扁豆的話，在短時間內是能夠快速減掉許多體重，但很快就會像其他單一飲食瘦身法一樣，因為想要吃其他的東西而宣告放棄。

因此我的建議是，不要只是單吃小扁豆一種食物，而是將小扁豆料理得既健康又美味，成為長期吃也吃不膩的食物。

　　而當減重減到很想要放棄的時候，或許可以空出一天或者是兩天的時間，自我放逐一下。在這一兩天喘息的時間裡，會重新產生想要減重的衝動。意思就是說，與其訂出減重的期限和目標體重，奮力往前衝，不如將減重這件事融入日常生活中，才是更好的做法。

　　基於這個原因，小扁豆可以說是最好的減重利器了。喜歡吃米飯而變胖，餐餐吃太多而變胖，進食速度太快而變胖，我正是這樣的人。這三個使人發胖的因素，我全都具備了。

　　然而小扁豆竟然能夠讓擁有這種飲食習慣的我成功瘦身。吃煮熟的小扁豆，就像吃米飯一樣，我完全不會有排斥感。剛開始我排斥用小扁豆飯來代替米飯，所以把小扁豆加入白米一起煮，而且白米多一些，小扁豆少一些。可是，有一天我開始嘗試全部用小扁豆代替白米煮成飯來食用，而且白米飯帶給我的那種美妙口感，小扁豆飯也讓我感受得到。

　　當攝取碳水化合物的時候，會使人的血糖上升，進而讓心情感到愉悅，所以人們喜歡吃米飯和麵包這一類的碳水化合

我擁有所有會發胖的飲食習慣。
試過任何一種瘦身法都不成功的我，卻能夠透過小扁豆來改善飲食習慣。

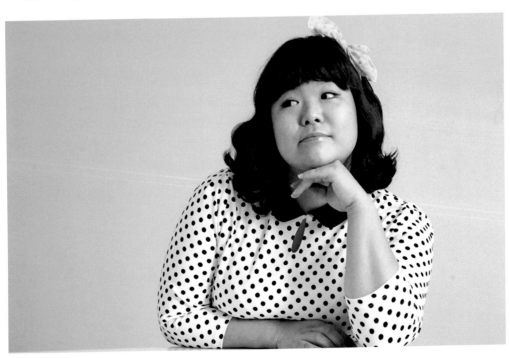

105

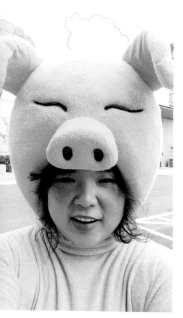

我依然還是隻胖胖豬，可是，我可不是普通的胖胖豬，我是每天都有變瘦一點點的胖胖豬。而且有朝一日，我會變得比任何人都還要漂亮。

物。雖然我不是很了解醫學上的原理，但是小扁豆也能夠讓我達到這種效果。因此，我每天都願意食用小扁豆。

從精神和心理層面來看，小扁豆帶給我攝取碳水化合物的愉悅感，但實際上，小扁豆的成分是蛋白質，而且還是植物性蛋白質。我的減重過程逐漸出現了成果，原本減重時因為減少碳水化合物的攝取量而容易出現的神經質和敏感的症狀都消失了，這讓原本討厭運動的我，自動自發地前往健身房運動。不僅如此，在日常生活中，我也樂意多多活動。小扁豆使我的身體產生健康的能量和旺盛的活力，這是小扁豆瘦身法與其他瘦身方法最不一樣的地方。

我想大部分的減重者都知道應該怎麼做才能夠減重，不外乎健康的飲食方式加上適量的運動。但是，真正執行減重之後，會因為過度心急，改變了減重的基本公式，而採取單一飲食或斷食這類無法長久持續的極端方法。

這種極端性的飲食方式，最後會因為無法長久維持，在筋疲力竭之下宣布放棄。減重過程當中，太過急躁是導致減重失敗的原因，也會因此形成惡性循環。

健康的飲食方式搭配適量的運動，兩者同時進行，避免急躁，才能夠真正減重成功。這才是減重成功的真理。如果要將這些道理轉化成公式，就如下面所述。

宛如米飯、可以持續食用的小扁豆＋適量的運動－急躁心態＝減重成功。

雖然我劃除了 12 公斤的肥肉，但我知道我依然過胖。直到減重成功之前，我眼前還有一段遙遠又艱辛的路程。老實說，這條路曾讓我感到不安又害怕。我真的能夠瘦下來嗎？

不過，現在因為我有了能夠讓我健康瘦身的小扁豆，暫時可以不用擔心了，我要拿出勇氣去行動。

我一定做得到！而且因為我做得到，其他減重者們也一定做得到。

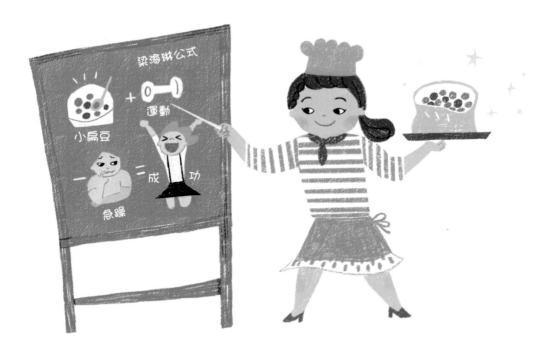

Lentils
Diet
Recipe

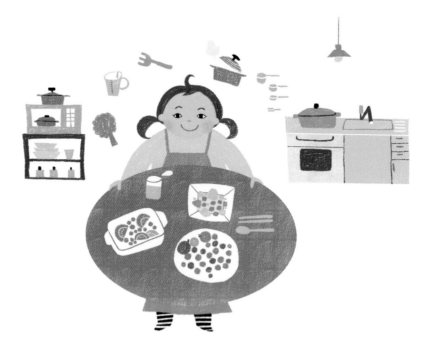

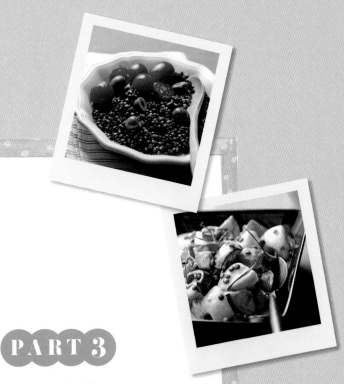

PART 3

51道
小扁豆
瘦身食譜

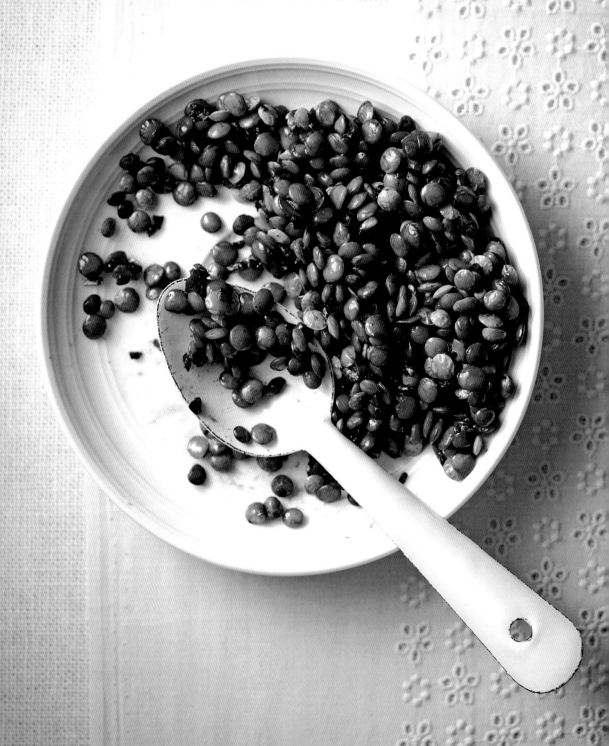

一碗完美的食物
小扁豆瘦身食譜

在韓國用餐時，通常有小菜、熱湯和鍋類等含有各種調味的食物，以一頓飯做為基準的話，韓國人每餐所攝取的鈉含量相當多。這樣長期攝取高鈉食物的飲食習慣，不僅容易使身體水腫，還會引發高血壓、糖尿病和動脈硬化等疾病，是不正確的飲食習慣。少鹽飲食法的目的是為了健康，而降低每碗食物當中鹽的含量，是改善攝取過多鹽分的最簡單方法。也因為這樣，本書所有食譜的作法都是以一碗的分量來介紹，而本書中的食譜，對於維持減重時的血糖，以及預防高血脂症等生活習慣造成的疾病，也有相當顯著的效果。

這裡所介紹的食物，雖然是低卡路里食物，但由於使用了各式各樣的食材，因此並不會偏重於某種營養成分，而是透過靈活運用各種豐富的食材，能夠讓營養成分達到互補的作用。除此之外，即使反覆攝取相同的食材，也完全不會產生厭倦感，原因在於盡可能以各式各樣的料理方法做到調整飲食的目的。由這一點來看，我覺得非常值得推薦給各位做為瘦身食譜。

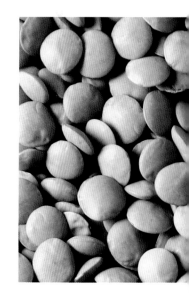

由於是以小扁豆做為減重食品來攝取，我們要盡可能地減少使用食用油，最好是用清淡的方式去烹調處理。小扁豆根據色澤的不同，而有不同的處理方式。褐色的小扁豆具有豐富的口感，適合煮成濃稠的湯汁；綠色的小扁豆稍微炒過之後，可以和許多綠色菜葉的蔬菜搭配作成沙拉；紅色小扁豆最好完全煮熟後搗碎，適合做成直接食用的料理。

在準備時，可以將小扁豆在流動的水中輕輕地漂洗後備用，小扁豆與其他豆類不同的地方，就是不會因為吸水而膨脹，即使事先處理也不會有任何問題。但是因為所有的豆類一旦生吃的話會產生毒素，因此記得務必要煮熟之後才能夠食用。處理褐色小扁豆和綠色小扁豆的時候，如果有外殼脫落的情況，這些外殼也都可以一併攝取沒有問題。

小扁豆可以和所有食材完美搭配，因此能夠變換出各式各樣的料理。舉個例子來說，如果將小扁豆與米飯一起蒸煮，做成雜糧飯的話，能夠補充蛋白質和食物纖維，而與肉類或者海鮮一起搭配的話，則能夠補充食物纖維和維他命。還有，與蔬菜類一起料理的話，有補充蛋白質和礦物質的效果。

與小扁豆料理完美搭配的食材

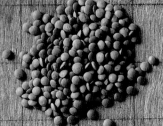

褐色小扁豆

這是完全沒有經過加工的小扁豆,食物纖維的含量相當豐富。由於外殼整硬,適合做成能夠維持外觀的料理,或者是強調口感的料理。

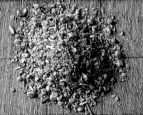

香草粉

香草粉可以有效地抑制豆類特有的味道,對於排斥豆類味道的人來說極為實用。如果料理本身的味道較為清淡,當使用香草粉的時候,會讓香草的清香充滿整個口腔,因此適合使用在調味料較少的料理上。

咖哩粉

能夠促進體內脂肪分解,在減重上有顯著的效果。由於香氣特殊,即使是清淡的料理,吃起來也相當美味。咖哩與小扁豆簡直就是天生絕配。

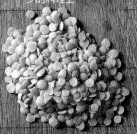

紅色小扁豆

這是經過完整處理的小扁豆,外型是所有小扁豆中最小的一種,而且豆子本身的組織軟鬆,很容易碎裂,因此料理的時間要比其他小扁豆短得多,適合用於需要軟嫩口感的料理。

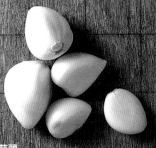

整顆蒜頭

蒜頭是世界十大健康食品之一,可以預防癌症,也能降低膽固醇指數。因為大蒜能夠幫助人體吸收小扁豆中的維他命B,因此將蒜頭與小扁豆一起烹煮的話,可以達到相輔相成的效果。

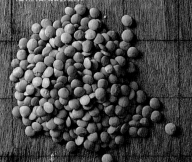

鹽巴

雖然我們介紹的是低鈉飲食的健康飲食法,但是如果人體內的鈉含量過低的話,也會產生水分過度流失的問題。因此在使用鹽巴的時候,盡可能選擇天然的海鹽,最好搗碎之後再使用。

綠色小扁豆

這是經過初步處理手續的小扁豆。在料理的時候,綠色小扁豆的外觀不會有太大的變化,因此最好使用在沙拉或是拌炒的料理中。

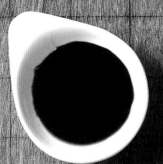

義大利香醋
使用葡萄發酵製成的調味料，具有酸酸的味道和香氣，如果使用在低鈉飲食，對於味蕾的刺激有著相當好的效果。

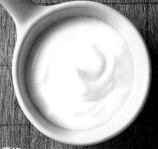

原味優格
發酵食品具有活化作用，可以幫助腸道蠕動。如果將優格和小扁豆一同料理的話，優格特有的軟嫩口感，加上小扁豆清淡的風味，兩者可說是搭配得天衣無縫。

低脂牛奶
牛奶能夠補足小扁豆所缺乏的鈣質成分，比起選用一般的牛奶，選擇脂肪含量較低的低脂牛奶的話，更能幫助產生減重效果。

芝麻油
芝麻油含有相當豐富的礦物質，能夠為清淡的減重食品注入更豐富的味道。但是，由於芝麻的沸點很低，因此與其加熱使用，不如使用在涼拌等料理中。

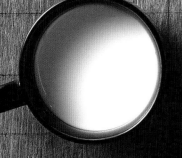

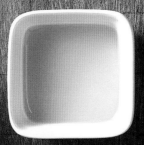

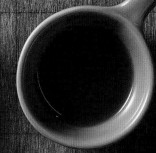

橄欖油
橄欖油對於減重的人來說，有減緩空腹感的效果。料理小扁豆的時候，如果使用橄欖油的話，其特有的香氣更能夠增加風味。除此之外，也可以當作醬料來使用，可以加入檸檬汁一起攪拌，風味更佳。

檸檬汁
含有豐富的維他命C，做為料理食材時，和各種食材都可以搭配。將檸檬汁與橄欖油一起做成調味汁，淋在小扁豆上食用，風味和營養全都可以一次滿足。

番茄醬
番茄醬是以番茄為主要原料，能夠有效提升免疫力，並有預防便祕和預防癌症的功效。因為市面上所販售的番茄醬鈉含量都過高，因此，如果能夠在家裡自製的話，當然是再好不過了。

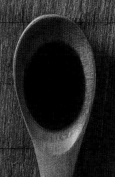

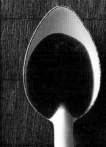

醬油
醬油是一種發酵食品，因此最好以醬油代替鹽巴來使用。而醬油並非只有單純的鹹味而已，還帶有微微的香氣，可以滲透到食材當中，做為辛香料來使用。

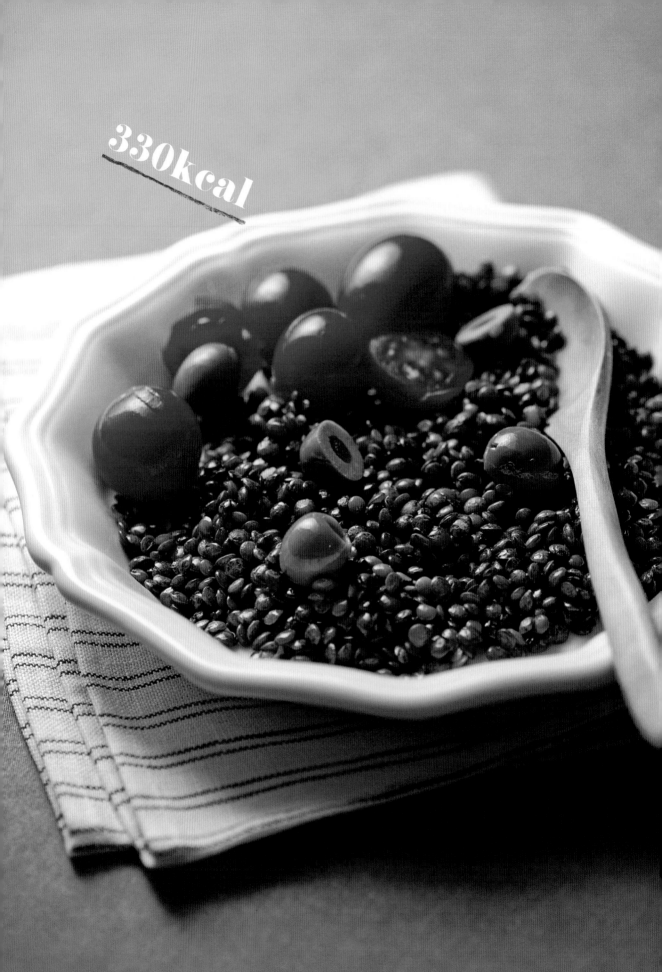

330kcal

李孝利的橄欖油
炒小扁豆

材料

小扁豆	·············	1 杯
綠色橄欖	·············	3 顆
小番茄	·············	5 顆
義大利香醋	·············	1大匙
橄欖油	·············	1小匙
鹽巴和胡椒粉	·············	皆少許

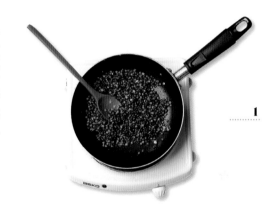

1 ············

製作方法

1. 將橄欖油倒入平底鍋中，以中火加熱，將小扁豆翻炒2至3分鐘左右。

2. 接續步驟 **1**，將綠色橄欖和小番茄放入鍋中，再翻炒1分鐘左右。

3. 倒入義大利香醋，並且撒上少許的鹽巴和胡椒調味即可盛盤。

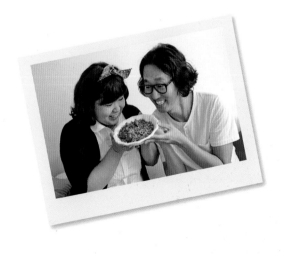

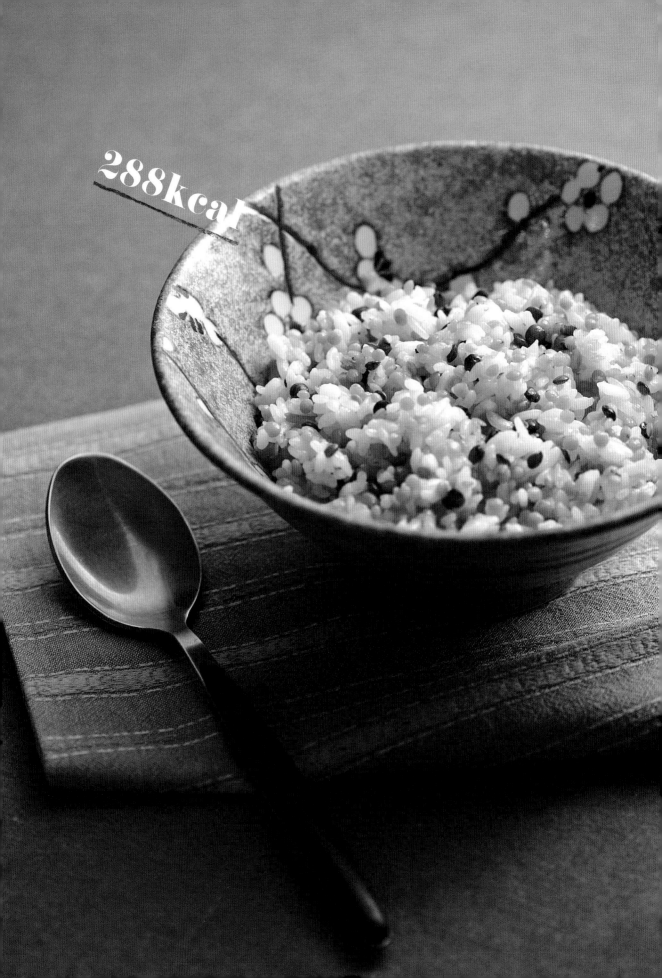

288kcal

小扁豆飯

材料

小扁豆	……………………	1/4 杯
泡過水的白米	……………………	1/2 杯
清水	……………………	1 杯

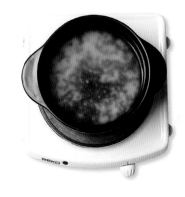

2

製作方法

1. 將泡過水的小扁豆和白米放入湯鍋中，並且將其鋪平。

2. 加入清水。

3. 剛開始以大火烹煮，當開始出現蒸氣之後，轉為小火，並且烹煮10分鐘之後即可熄火。熄火之後，不要打開鍋蓋，靜置燜煮五分鐘後即可。

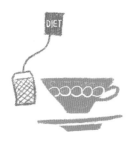

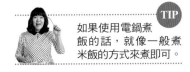

TIP
如果使用電鍋煮飯的話，就像一般煮米飯的方式來煮即可。

117

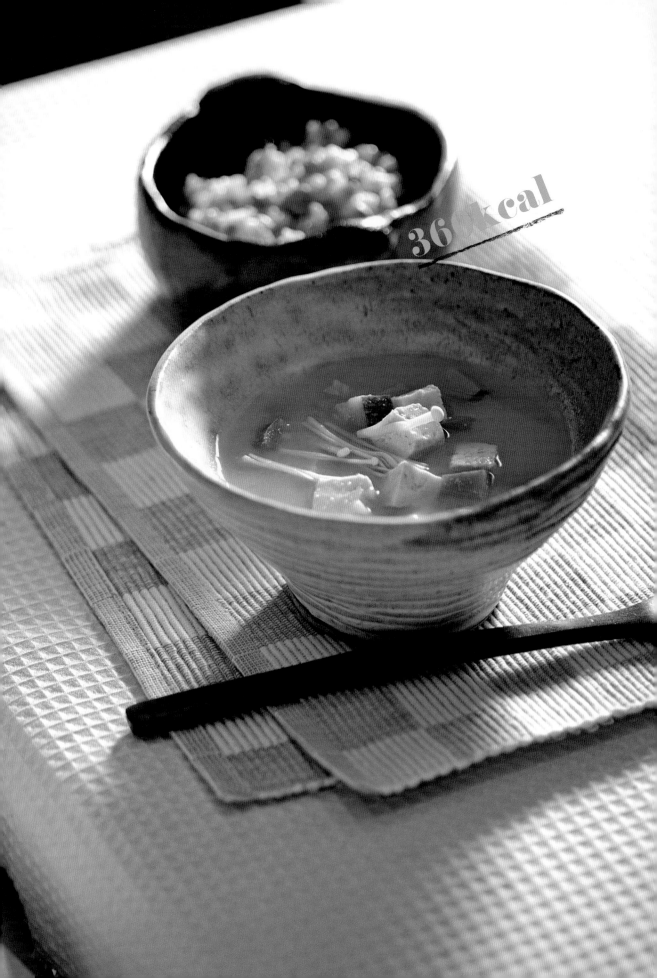

360kcal

小扁豆味噌湯佐小扁豆飯

褐色 ●
綠色 ●
紅色 ●

材料

小扁豆	……………………	1/4 杯
豆腐	……………………	1/4 塊
洋蔥	……………………	1/8 顆
櫛瓜	……………………	1/6 根
金針菇	……………………	適量
味噌醬	……………………	2大匙
清水	……………………	3 杯
小扁豆飯（參考116頁）	………	1/2 碗

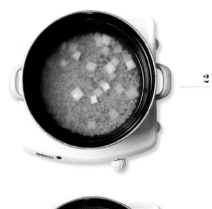
2

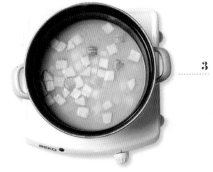
3

製作方法

1. 先將豆腐、洋蔥、櫛瓜和金針菇切成約1立方公分的大小。

2. 將水倒入湯鍋之後，先將小扁豆和洋蔥放入，煮至沸騰。

3. 接續步驟 **2**，放入櫛瓜並把味噌醬打散之後，再煮沸一次，接著放入豆腐和金針菇，烹煮1分鐘左右即可。

4. 最後盛碗，即可與小扁豆飯一起享用。

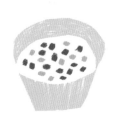

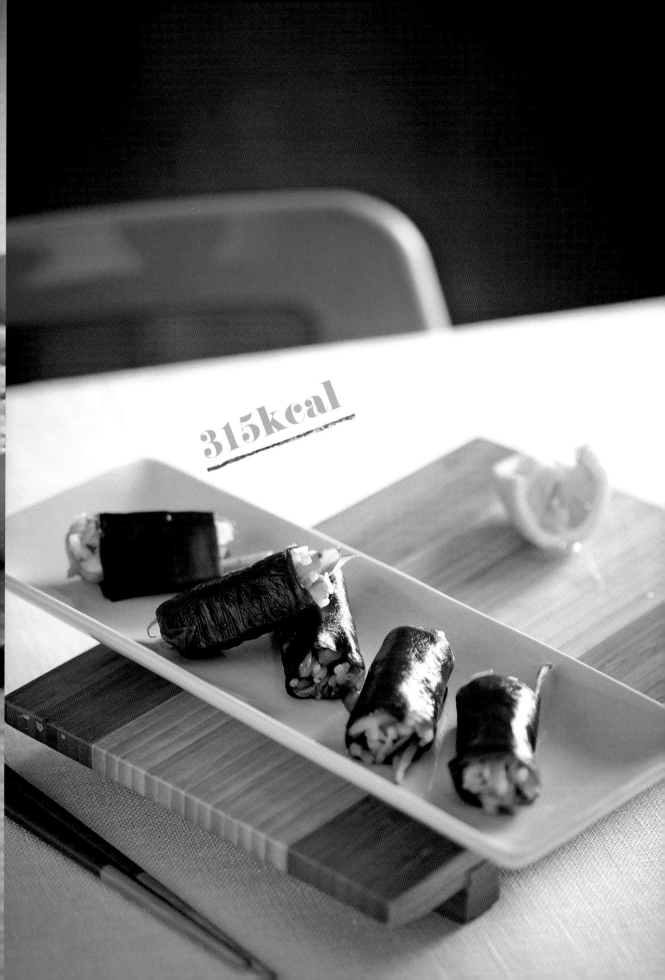

315kcal

小扁豆牛蒡海帶手卷飯

褐色○
綠色●
紅色◐

材料

小扁豆 ……………………………	1/4 杯
牛蒡 ……………………………	1/4 支
泡過水的白米 …………………	1/2 杯
清水 ……………………………	1 杯
包飯用海帶 ……………………	1 片

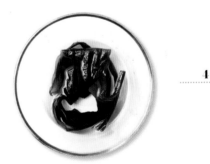

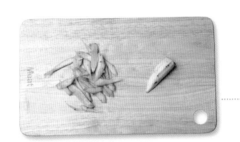

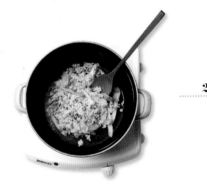

製作方法

1. 先將牛蒡斜切成細絲狀。

2. 接著將小扁豆和泡過水的白米放入大火加熱的湯鍋中,一起拌炒1分鐘左右之後,再放入牛蒡一起拌炒。

3. 接續步驟 2,倒入水並蓋上鍋蓋,開始以大火加熱,直到出現蒸氣之後,轉為小火續煮10分鐘後即可熄火。關火之後,不要打開鍋蓋,靜置燜煮5分鐘即可。

4. 先將包飯用海帶放入水中漂洗,直到鹹味都去除為止。

5. 飯煮熟之後,再將海帶裁切成5×7cm左右的大小,將飯放在海帶上捲起即可。

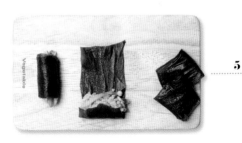

244kcal

小扁豆豆腐飯糰

材料

小扁豆	…………………	1/4 杯
豆腐	…………………	1/2 塊
茼蒿	…………………	2 根
芹菜	…………………	1 根
蒜泥	…………………	1小匙
鹽巴、胡椒粉和芝麻	…………	皆少許

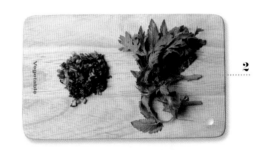

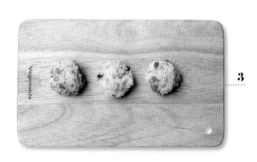

製作方法

1. 先將小扁豆放入滾水中，烹煮約7分鐘左右至全熟為止。

2. 將豆腐放入滾水中汆燙備用。

3. 再將茼蒿和芹菜切碎成丁備用。

4. 將豆腐搗碎之後，與煮熟的小扁豆、蒜泥和芹菜、茼蒿全部攪拌在一起，最後捏成圓球狀即可。

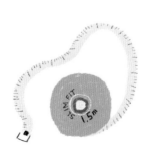

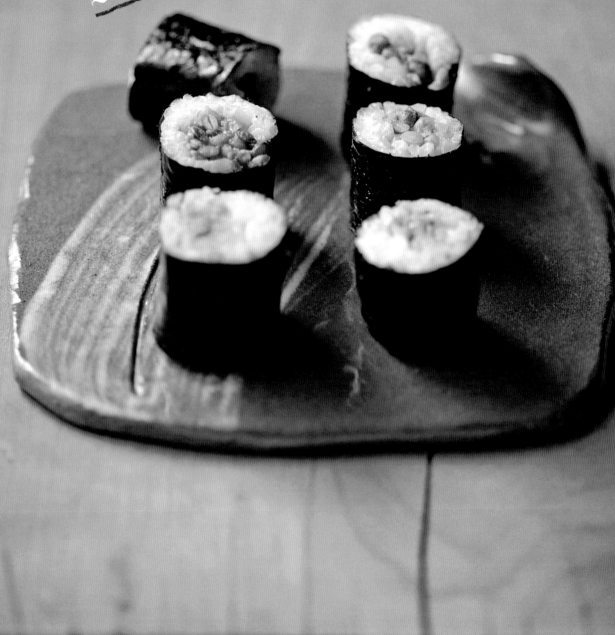

240kcal

小扁豆壽司

褐色○
綠色●
紅色●

材料

小扁豆 ……………………	1/4 杯
韓式味噌 …………………	1/2 小匙
海苔 ………………………	1/2 片
米飯 ………………………	1/2 碗
芝麻油 ……………………	1～2 滴

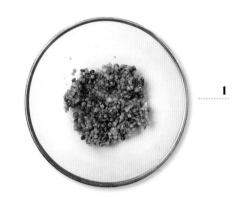

製作方法

1. 將小扁豆放入滾水中煮熟後，與韓式味噌和芝麻油一起攪拌均勻。

2. 將海苔裁切成一半後，置於壽司竹簾上，並且在上面鋪上白米飯。

3. 最後在白米飯上鋪上步驟 **1** 的食材之後，捲起即可。

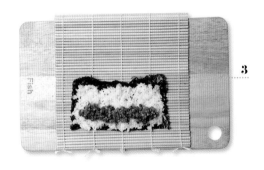

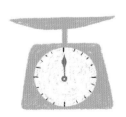

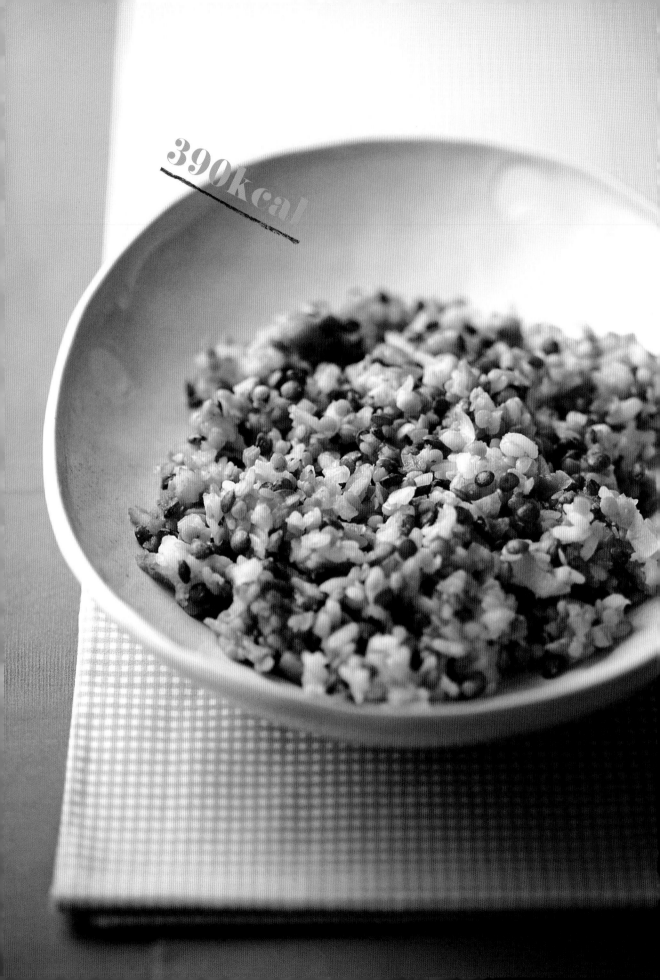

390kcal

小扁豆炒飯

材料

小扁豆	……………………	1/4 杯
米飯	……………………	1/2 碗
明太子	……………………	1小塊
青椒	……………………	1/4 顆
洋蔥	……………………	1/8 顆
橄欖油	……………………	1大匙
胡椒粉	……………………	少許

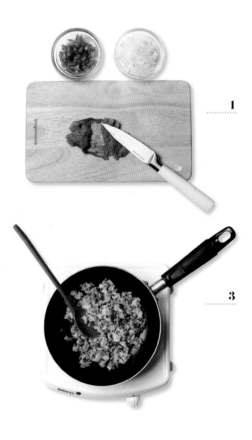

1

3

製作方法

1. 將甜椒和洋蔥切成小丁後，以刀背將明太子挖出。

2. 將橄欖油倒入平底鍋中，以中火加熱，先將小扁豆倒入拌炒1分鐘左右之後，加入青椒丁和洋蔥丁後，再翻炒1分鐘左右。

3. 接續步驟 **2**，加入米飯和明太子，以大火翻炒約30秒左右，撒上胡椒粉即可。

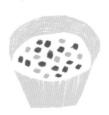

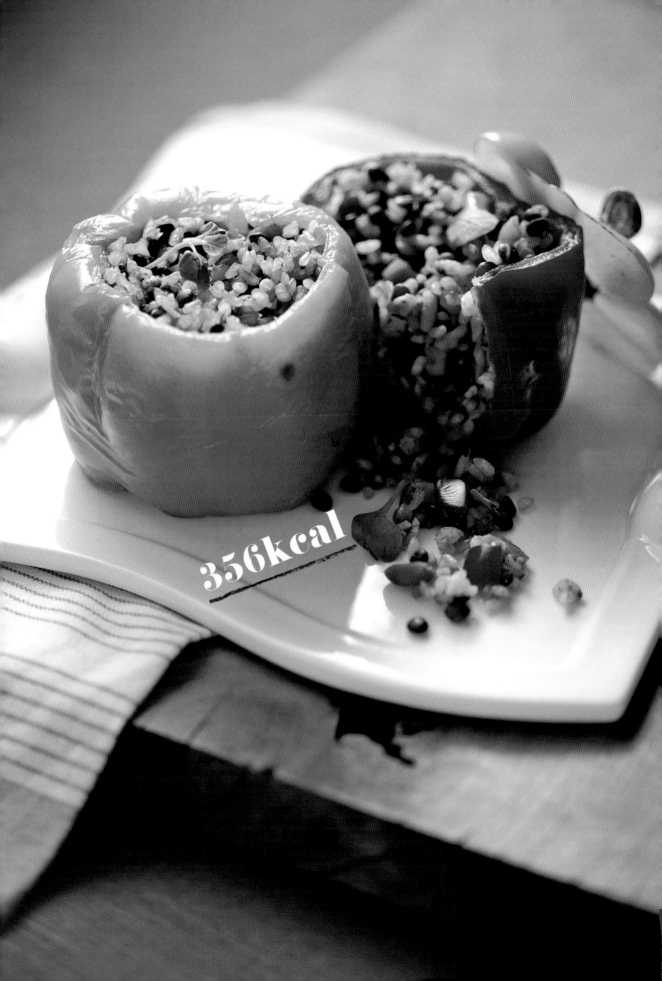

356kcal

小扁豆甜椒蒸飯

褐色 ●
綠色 ●
紅色 ○

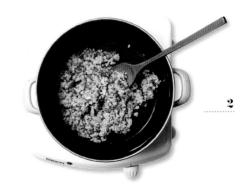

材料

小扁豆	1/2 杯
泡過水的白米	1/2 杯
甜椒	2 顆
搗碎的堅果類 （花生、核桃和松仁等等）	3大匙
蠔油	1小匙
橄欖油	1小匙
清水	1 杯

製作方法

1. 將橄欖油倒入平底鍋中，並且以中火加熱，將泡過水的白米翻炒約2分鐘左右，接著加入小扁豆一起拌炒。

2. 倒入清水，翻炒直到米飯呈現半熟狀態時，再加入碎堅果類和蠔油。

3. 先將甜椒上下切半，當作容器，並且挖除內部的種子。

4. 將步驟 **2** 的食材填入甜椒內部。

5. 最後將步驟 **4** 的食材放入電鍋裡，蒸煮10分鐘左右即可。

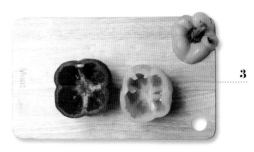

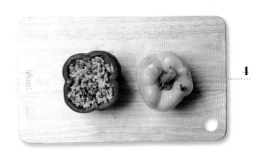

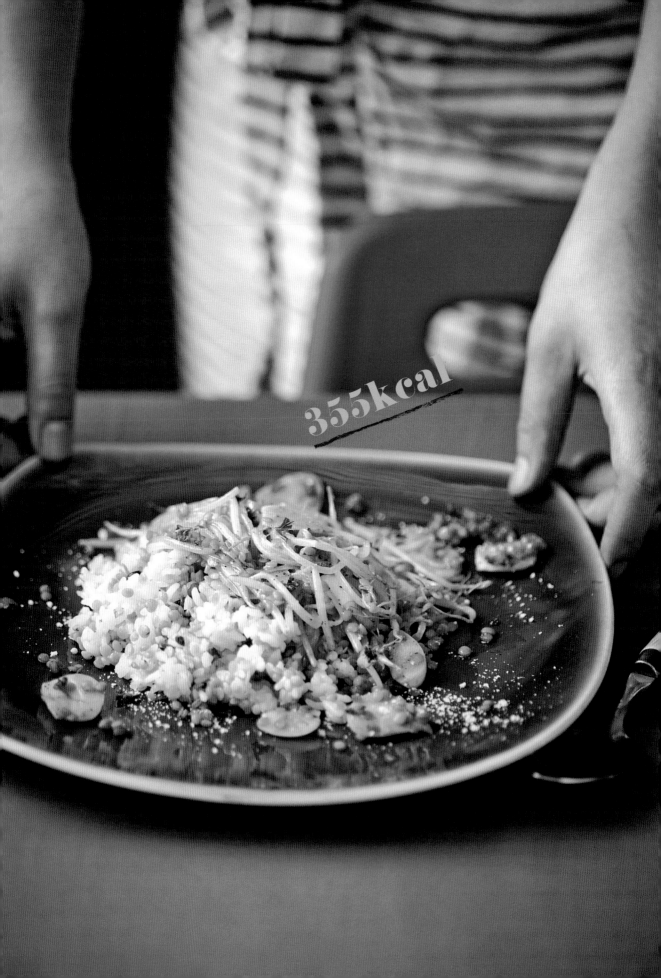

小扁豆炒綠豆芽蓋飯

褐色○
綠色●
紅色●

材料

小扁豆 ……………………………	1/2 杯
綠豆芽 ……………………………	50公克
小扁豆飯（參考116頁）………	1/4 碗
蒜頭 ………………………………	1/4 杯
蠔油 ………………………………	1小匙
橄欖油 ……………………………	1小匙
帕馬森起司粉和胡椒粉 ………	皆少許

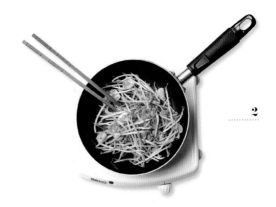

製作方法

1. 先將蒜頭切成薄片，並且將橄欖油倒入平底鍋中，放入蒜頭和小扁豆拌炒約2分鐘左右。

2. 接續步驟 **1**，放入綠豆芽和蠔油，以大火加熱輕輕拌炒之後，撒上帕馬森起司粉和胡椒粉。

3. 先在碗中盛入小扁豆飯，接著將步驟**2**的食材覆蓋在小扁豆飯上即可。

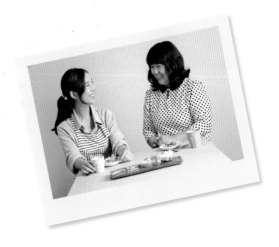

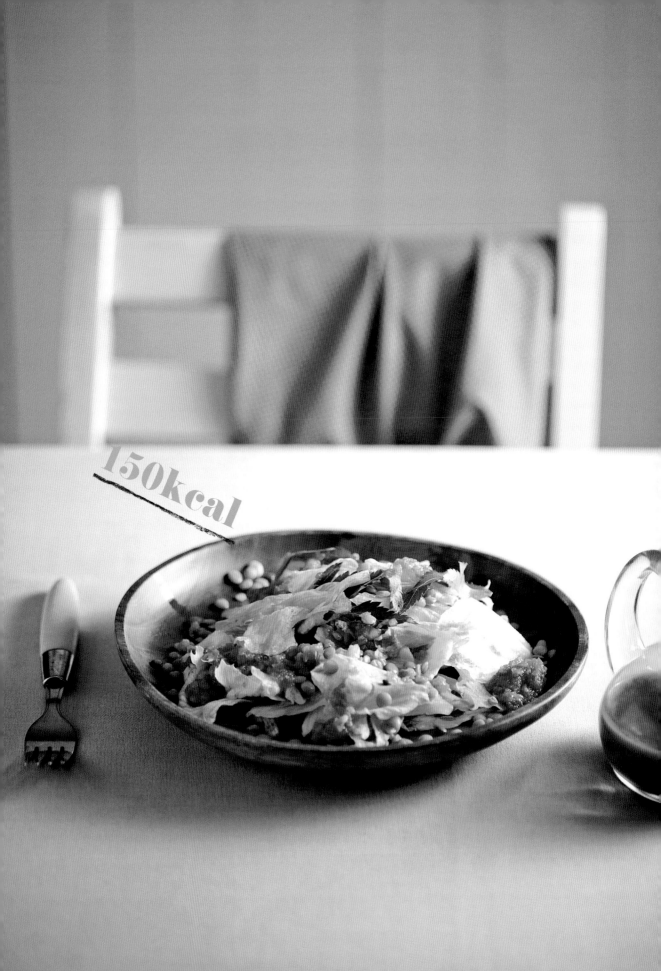
150kcal

小扁豆沙拉

褐色 ●
綠色 ●
紅色 ○

材料

小扁豆	……………………	1/4 杯
萵苣	……………………	2 片
小黃瓜	……………………	1/4 條

調味料

蘋果	……………………	1/2 顆
紅蘿蔔	……………………	40公克
檸檬汁	……………………	1大匙
鹽巴和胡椒	……………………	皆少許

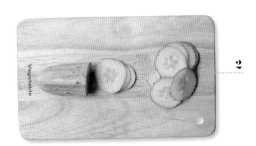

2

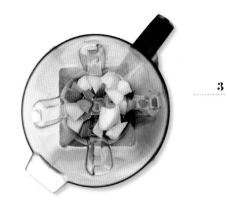

3

製作方法

1. 將小扁豆在滾水中烹煮10分鐘左右，瀝乾多餘的水分備用。

2. 將萵苣撕成一口大小，並且將小黃瓜切成薄片狀之後，與步驟 **1** 的小扁豆一起擺放在盤子上。

3. 將蘋果和紅蘿蔔去皮，用食物調理機打成細緻的泥狀。

4. 接著在步驟 **3** 中加入檸檬汁、鹽巴和胡椒調味。

5. 將步驟 **4** 淋在沙拉上即可。

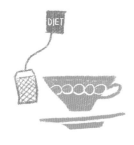

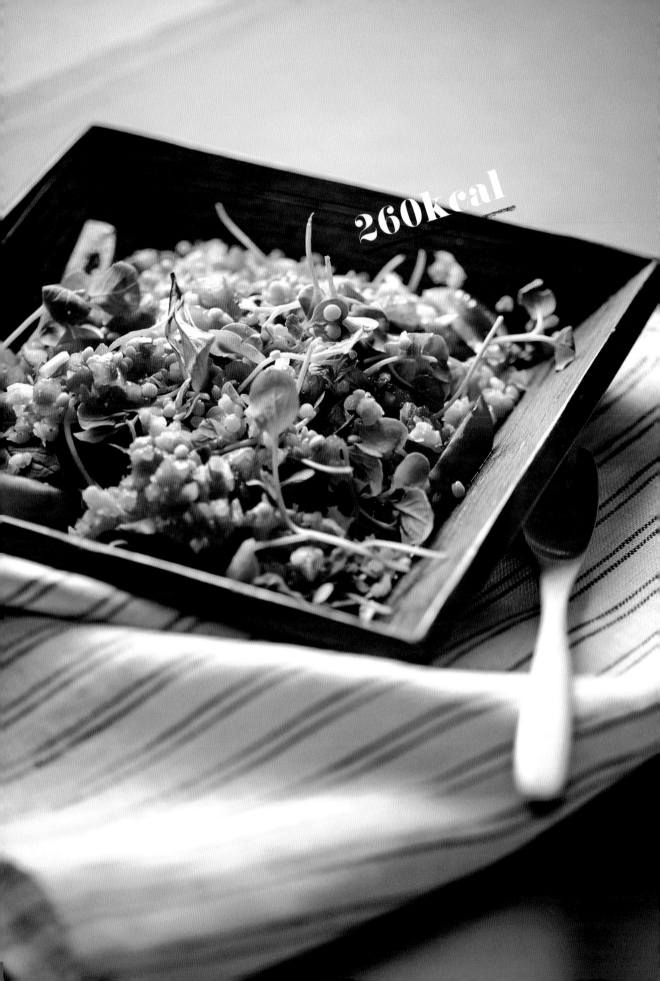

260kcal

小扁豆嫩葉沙拉

材料

小扁豆	…………	1/4 杯
蔬菜嫩葉	…………	30公克

調味料

番茄	…………	1/2 顆
酸黃瓜	…………	1大匙
洋蔥	…………	1/8 顆
橄欖油	…………	1大匙
檸檬汁	…………	1小匙
鹽巴和胡椒粉	…………	皆少許

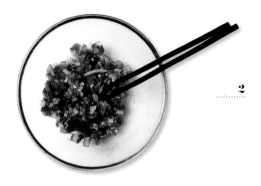

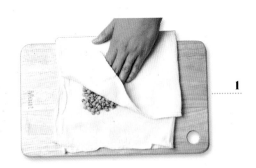

製作方法

1. 先將小扁豆放入滾水中煮熟後，用乾淨的棉布將多餘的水分擦乾。

2. 將番茄、酸黃瓜和洋蔥切成細丁之後，把剩下的調味料食材全都一起放入攪拌均勻。

3. 先將蔬菜嫩葉和小扁豆盛盤之後，再撒上步驟 **2** 調味料即可。

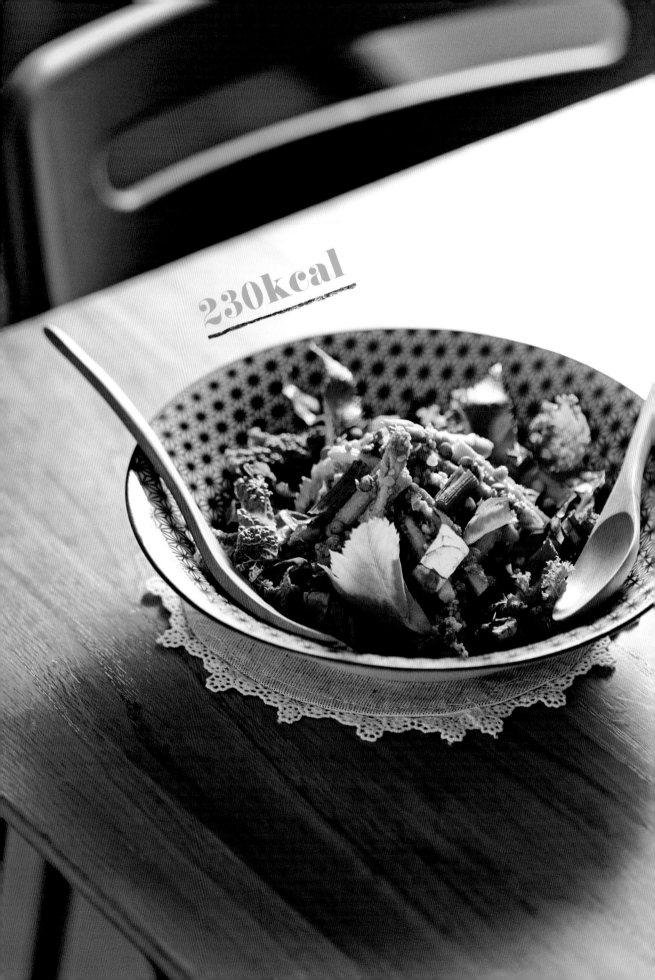

230kcal

小扁豆蘆筍沙拉

褐色○
綠色●
紅色●

材料

小扁豆	………………………	1/4 杯
蘆筍	………………………	5 根

調味料

芝麻	………………………	2大匙
花生醬	………………………	1小匙
醬油	………………………	1小匙
橄欖油	………………………	1大匙

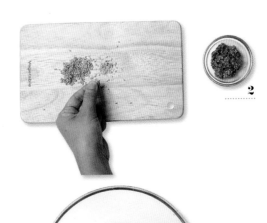

2

3

製作方法

1. 將小扁豆和蘆筍放入滾水中煮2分鐘左右，至熟透為止。

2. 將芝麻、花生醬、醬油和橄欖油充分攪拌混合。

3. 將煮熟的蘆筍切成4～5公分左右的大小後，與煮熟的小扁豆一起拌入步驟**2**調製好的調味料中即可。

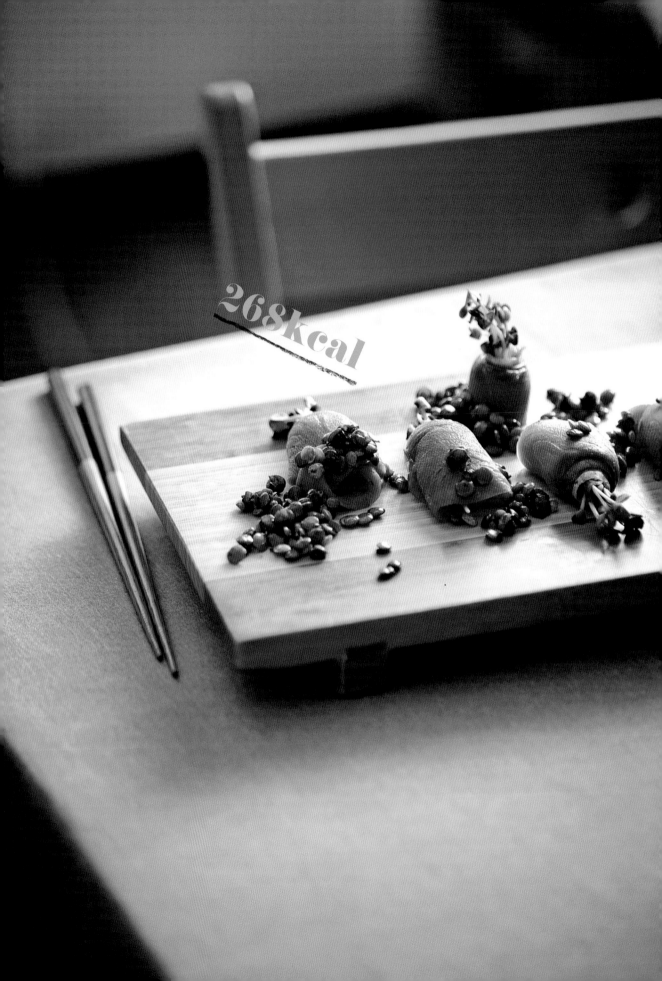

268kcal

小扁豆鮭魚捲沙拉

褐色●
綠色●
紅色○

材料

小扁豆	……………………	1/2 杯
煙燻鮭魚片	……………	100公克
洋蔥	……………………	1/8 顆
苜蓿芽	……………………	適量
義大利香醋	…………………	2大匙
胡椒粉	……………………	少許

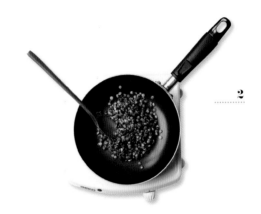

製作方法

1. 先將洋蔥切碎成丁。

2. 將平底鍋以中火加熱後，加入小扁豆翻炒約2分鐘左右，加入切成碎丁的洋蔥，再多拌炒一分鐘。

3. 接續步驟 **2**，加入義大利香醋和胡椒粉，再充分拌炒一次。

4. 將苜蓿芽放在鮭魚片上捲起後，佐以步驟 **3** 的醬汁即可。

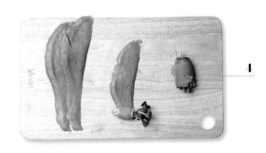

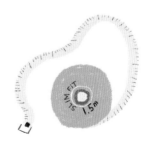

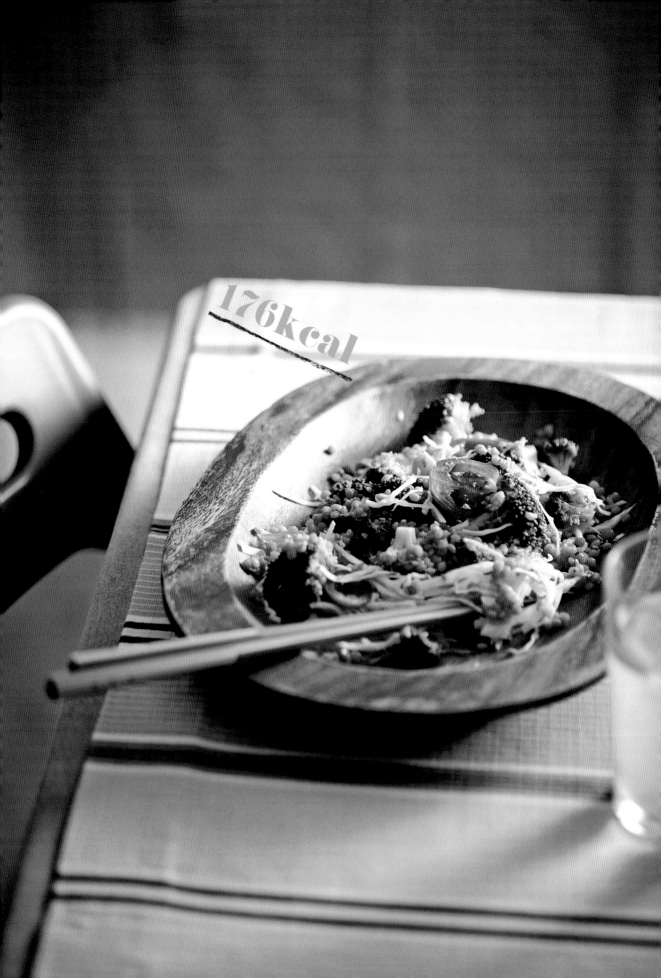

176kcal

小扁豆花椰菜芝麻沙拉

褐色○
綠色●
紅色●

材料

小扁豆	……………………	1/4 杯
花椰菜	……………………	1/2 朵
高麗菜	……………………	1 片
芝麻	……………………	2大匙
芝麻油	……………………	1小匙
醬油	……………………	1小匙

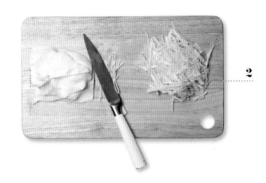

製作方法

1. 將小扁豆放入滾水中烹煮7分鐘左右，直到熟透。

2. 將高麗菜切成細絲。

3. 用手或刀將芝麻碎成細末。

4. 將花椰菜放入滾水中稍微汆燙之後，切成一口的大小，最後將所有食材充分攪拌在一起。

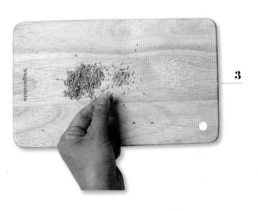

277kcal

小扁豆番茄濃湯

褐色○
綠色○
紅色●

材料

小扁豆	……………………	1/2 杯
番茄	……………………	1 顆
洋蔥	……………………	1/6 顆
南瓜	……………………	1/10顆
高麗菜	……………………	1 片
蒜泥	……………………	1小匙
番茄醬	……………………	1大匙
清水	……………………	2 杯
橄欖油	……………………	1小匙
鹽巴和胡椒粉	……………	皆少許

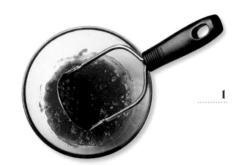

1

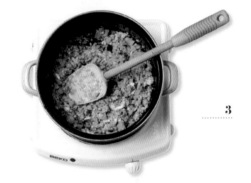

3

製作方法

1. 將番茄以十字形兩刀劃開後,放入滾水中烹煮至外皮脫落,搗碎備用。

2. 將南瓜、洋蔥和高麗菜切成丁狀。

3. 在湯鍋中倒入橄欖油,先將小扁豆以中火加熱拌炒30秒左右,接著放入洋蔥、南瓜和蒜泥一起拌炒均勻。最後,倒入番茄醬一起拌炒,直到均勻裹住食材。

4. 在步驟 3 中,加入高麗菜和搗碎的番茄,並且倒入清水,以大火加熱至沸騰。

5. 接著將火轉為中小火,煮到變濃稠為止,再加熱大約10分鐘,最後用鹽巴和胡椒粉調味即可。

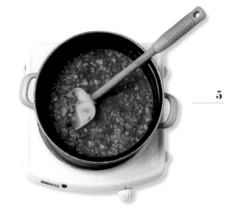

5

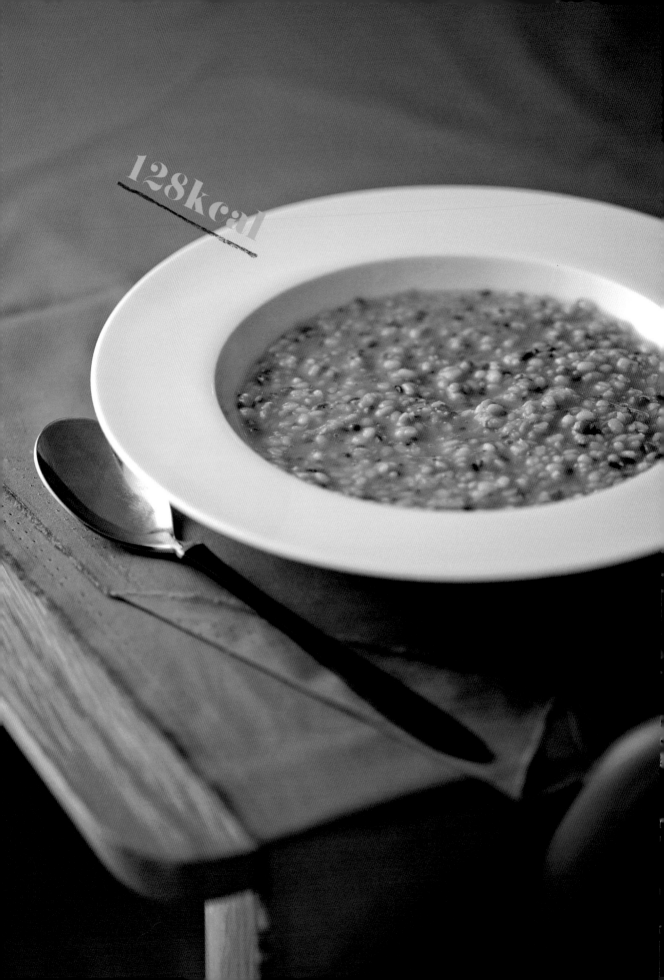

128kcal

小扁豆綠豆粥

褐色○
綠色○
紅色●

 材料

小扁豆	……………………	1/4 杯
泡過水的綠豆	………………	1/2 杯
清水	…………………………	2 杯
橄欖油	………………………	1小匙
鹽巴和胡椒粉	………………	皆少許

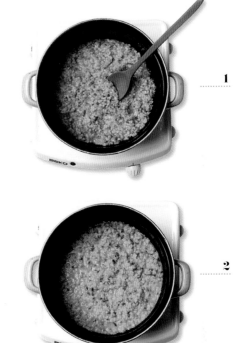

1

2

製作方法

1. 在湯鍋中倒入橄欖油以中火加熱，加入小扁豆和泡過水的綠豆，翻炒約2分鐘。

2. 接著倒入清水，以中火加熱並稍微攪拌，煮至湯汁變為濃稠狀即可關火，最後撒上鹽巴和胡椒粉調味。

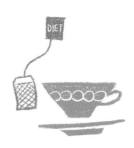

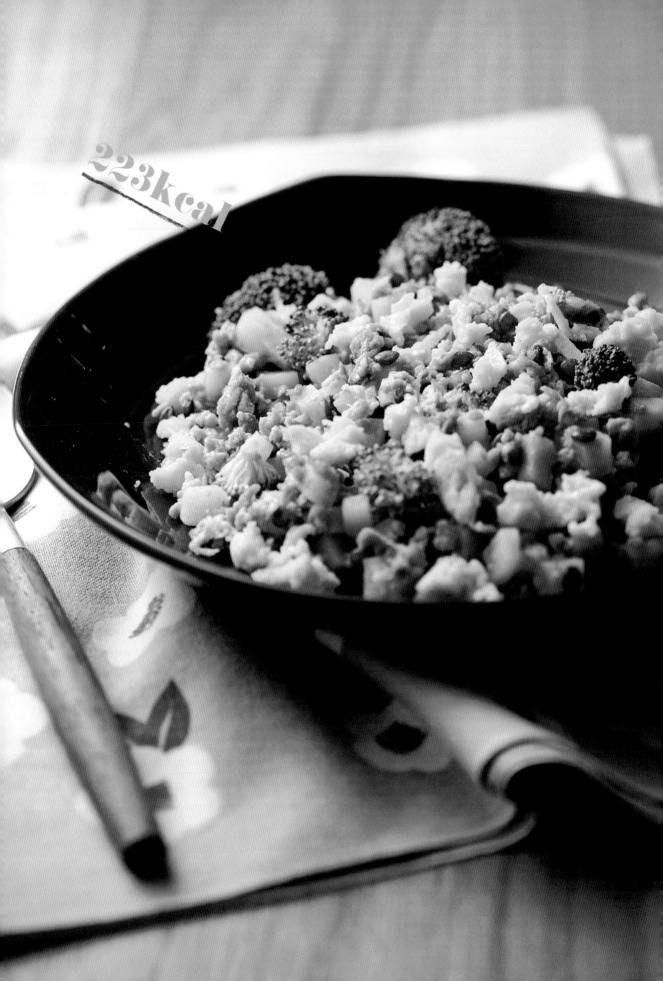

223kcal

小扁豆炒蛋

褐色◯
綠色●
紅色◯

材料

小扁豆	……………………	1/4 杯
馬鈴薯	……………………	1/2 顆
雞蛋	……………………	1 顆
牛奶	……………………	1大匙
鹽巴和胡椒粉	…………………	皆少許

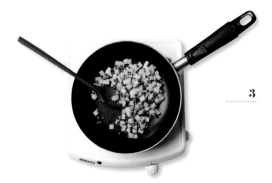

3

製作方法

1. 將馬鈴薯切塊，約1立方公分的大小。

2. 在雞蛋中加入牛奶、鹽巴和胡椒粉之後，充分攪拌均勻。

3. 熱好平底鍋之後，放入小扁豆和馬鈴薯，並且以中火加熱，拌炒約2分鐘左右。

4. 接著將步驟 **2** 的雞蛋倒入，用筷子以畫圓圈的方式輕輕攪拌翻炒均勻即可。

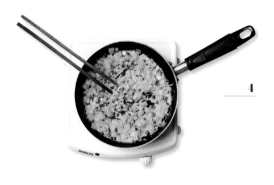

4

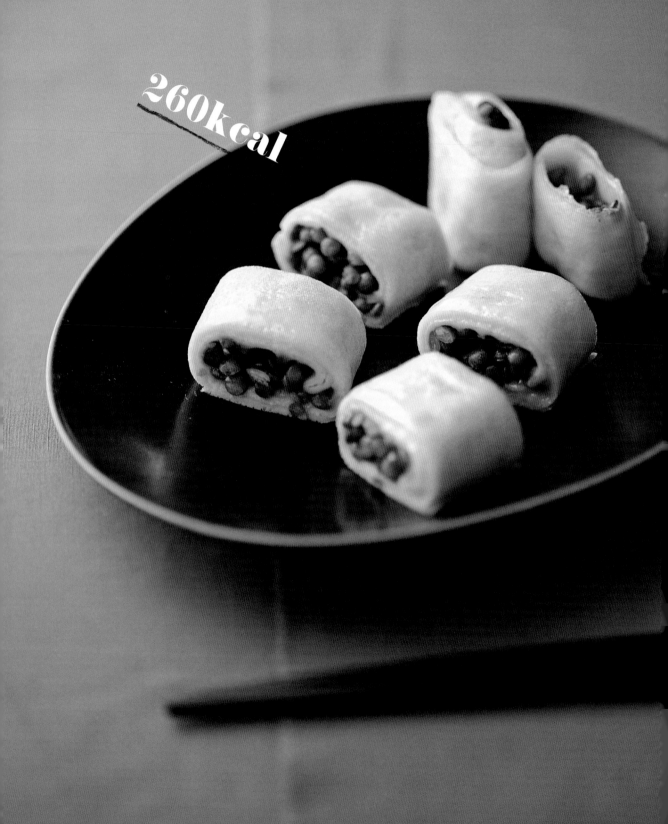

260kcal

小扁豆雞蛋捲

褐色 ●
綠色 ●
紅色 ○

材料

小扁豆	…………………………	1/4 杯
雞蛋	…………………………	2 顆
橄欖油	…………………………	1小匙
鹽巴和胡椒粉	………………	皆少許

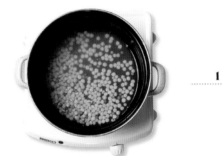

1

製作方法

1. 先將小扁豆放入滾水中煮熟。

2. 在雞蛋中加入牛奶、鹽巴和胡椒粉後，充分攪拌均勻。

3. 將橄欖油倒入平底鍋中以中火加熱，倒入步驟 **2** 的蛋液並煎熟。

4. 當雞蛋捲的底部呈現熟透狀態時，接著將煮熟的小扁豆鋪在上面，並且用蛋皮包裹捲起即可。

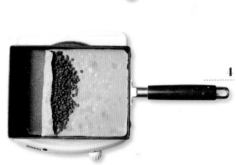

4

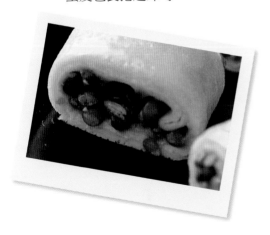

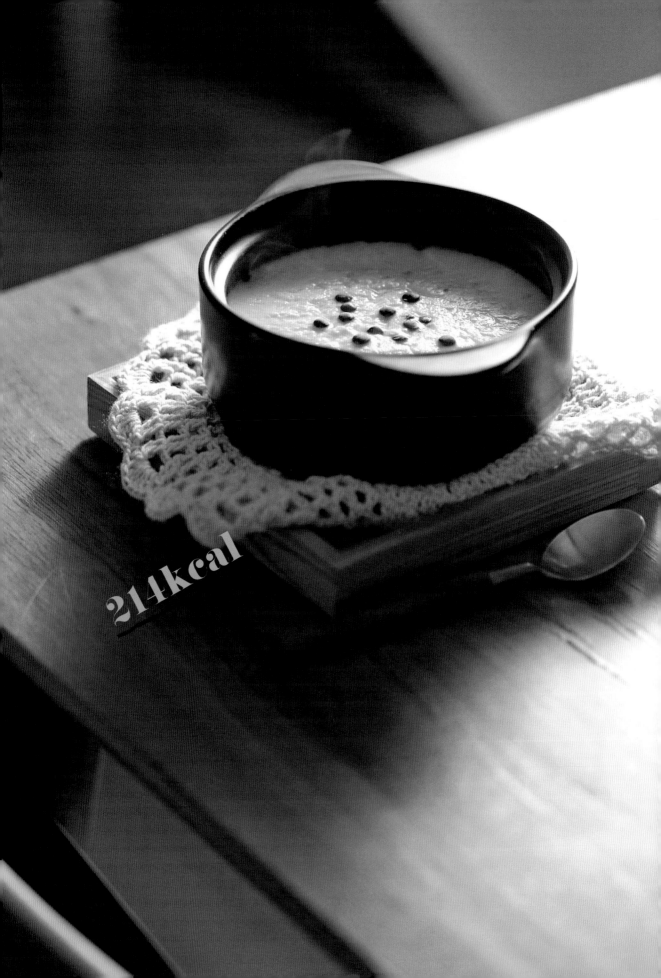

214kcal

小扁豆蒸蛋

材料

小扁豆 ·················	1/4 杯
雞蛋 ·················	2 顆
清水 ·················	1 杯
鹽巴和胡椒粉 ·············	皆少許

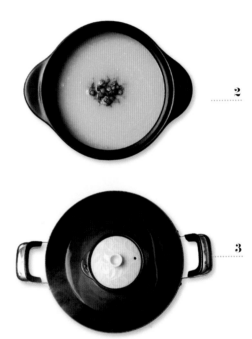

.... 2

.... 3

製作方法

1. 在雞蛋中加入牛奶、鹽巴和胡椒粉充分攪拌均勻後，再倒入清水。

2. 將小扁豆放入蒸煮容器中，並且倒入步驟 **1** 的雞蛋液。

3. 在湯鍋中倒入適量的清水，等到加熱出現蒸氣時，將步驟 **2** 的蒸煮容器放入湯鍋中以中火加熱，約15分鐘左右即可。

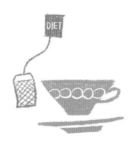

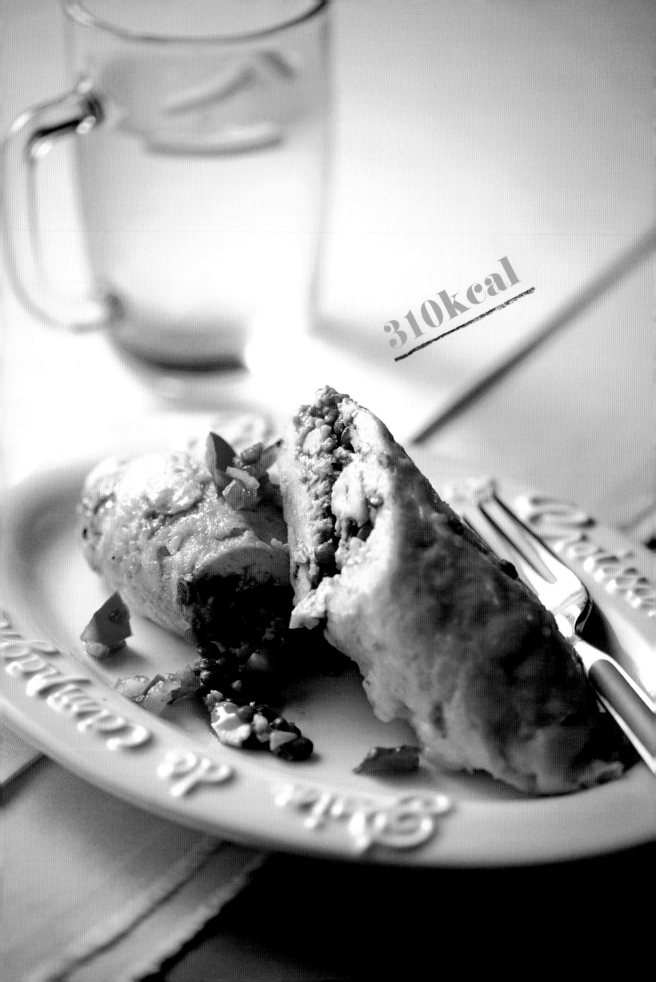
310kcal

小扁豆煎蛋餅

褐色〇
綠色●
紅色〇

材料

小扁豆	1/4 杯
甜椒	1/4 顆
洋蔥	1/8 顆
雞蛋	2 顆
番茄醬	1大匙
低脂牛奶	1小匙
橄欖油	1小匙
鹽巴和胡椒粉	皆少許

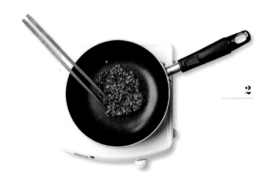

2

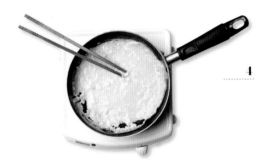

4

製作方法

1. 將洋蔥和甜椒切成細丁狀。

2. 將小扁豆與步驟 1 的食材倒入番茄醬中，一起加熱拌炒2分鐘左右。

3. 在雞蛋中加入牛奶、鹽巴和胡椒粉，並且充分攪拌均勻。

4. 將橄欖油倒入平底鍋中，並且倒入步驟 3 中的蛋液以中火加熱，用筷子攪拌翻炒成炒蛋一般。

5. 將炒過的小扁豆倒入步驟 4 裡，以小火加熱，之後捲成橄欖球狀，直至煎熟即可。

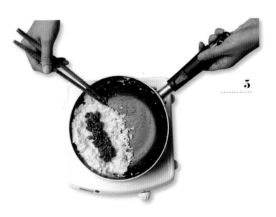

5

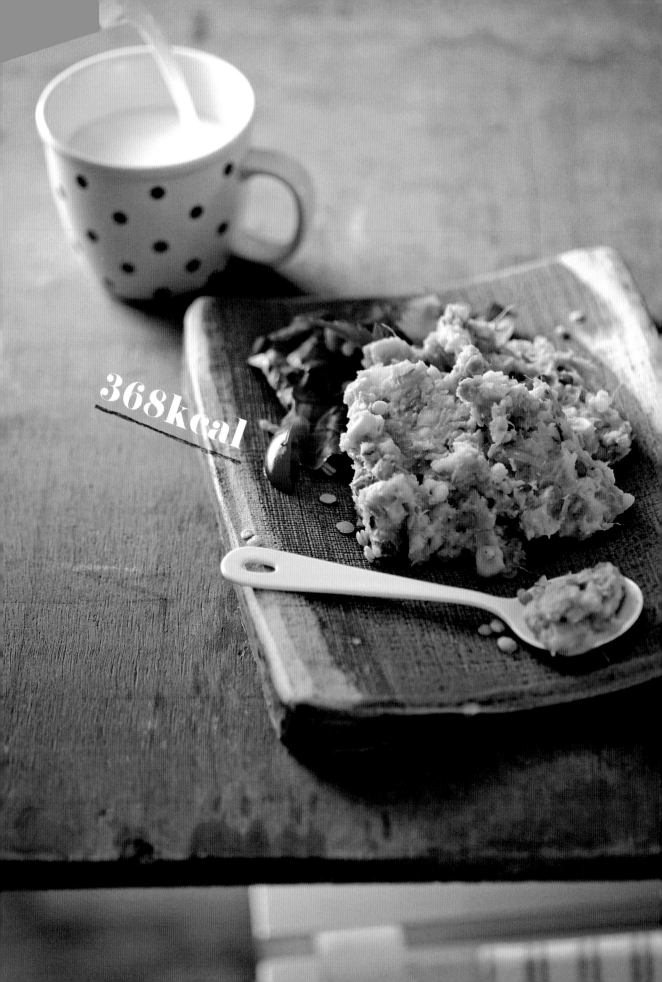

368kcal

小扁豆馬鈴薯泥

褐色○
綠色○
紅色●

材料

小扁豆 …………………………… 1/4 杯
蒸過的馬鈴薯
（約一個拳頭大小） 1/2顆（100公克）
洋蔥 …………………………… 1/4 顆
玉米罐頭 …………………………1大匙
碎堅果類 …………………………2大匙
黃芥末醬 …………………………1大匙
低脂牛奶 …………………………3大匙

製作方法

1. 將小扁豆放入滾水中烹煮約10分鐘左右。

2. 將洋蔥切成細丁狀。

3. 將蒸好的馬鈴薯搗成泥狀。

4. 將所有食材都放入攪拌碗中，一起充分攪拌均勻即可。

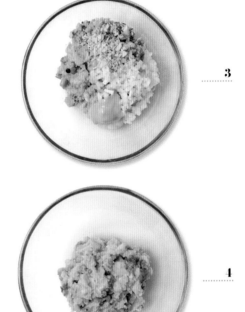

3

4

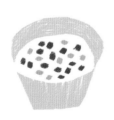

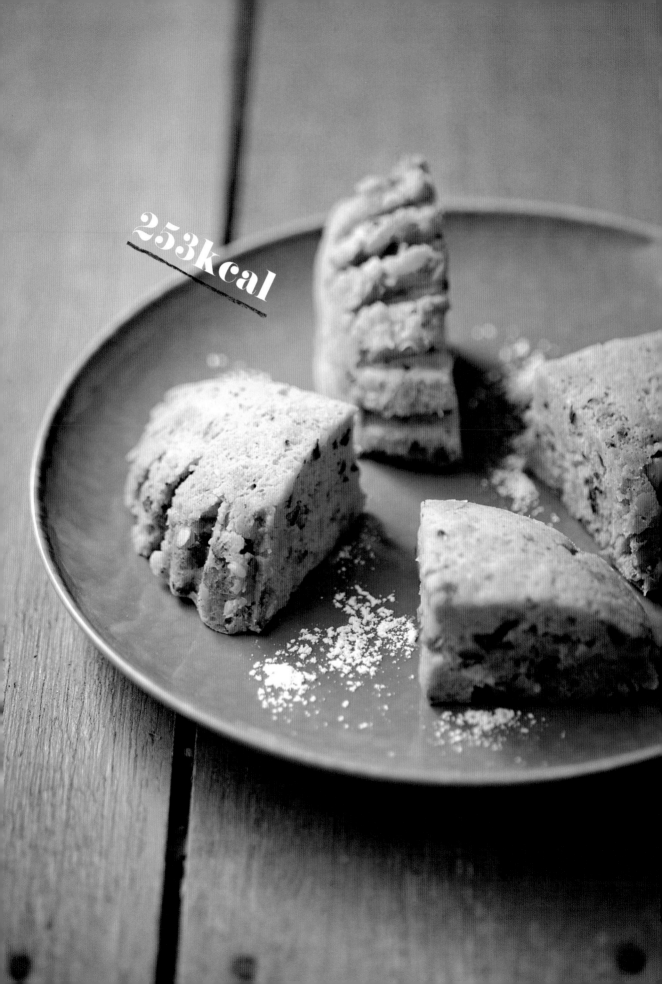

253kcal

小扁豆南瓜長崎蛋糕

褐色○
綠色○
紅色●

材料

小扁豆 …………………………… 1/2 杯
南瓜 ……………………………… 1/4 顆
雞蛋 ……………………………… 1 顆

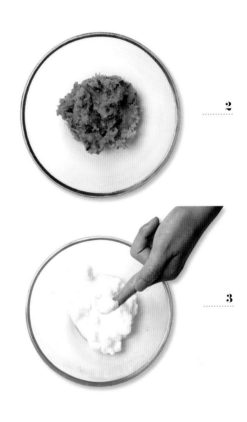

………… 2

製作方法

1. 將南瓜蒸煮10分鐘左右,並且將蛋黃和蛋白分開備用。

2. 將雞蛋的蛋黃部分放入蒸好的南瓜當中,充分攪拌之後放涼。

3. 將雞蛋的蛋白部分用打蛋器攪拌,直到可以用手撈起蛋白泡沫而不會往下流、紮實的程度即可。

………… 3

4. 將小扁豆和放涼的南瓜放入步驟 **3** 中,充分攪拌之後,蓋上保鮮膜放入微波爐中加熱7分鐘即可。

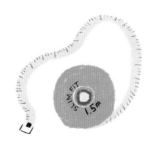

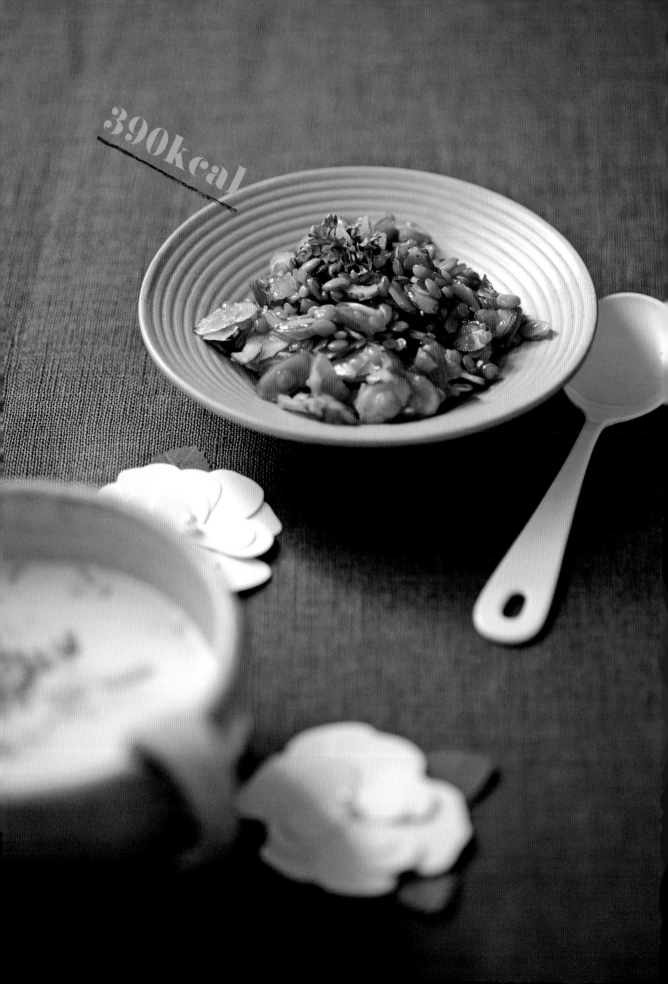

390kcal

小扁豆麥片佐低脂牛奶

褐色 ●
綠色 ●
紅色 ●

材料

小扁豆	………………………	1/2 杯
杏仁片	………………………	3大匙
寡糖	………………………	1小匙
低脂牛奶	………………………	1 杯

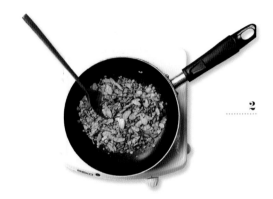

2

製作方法

1. 以中火加熱平底鍋，放入小扁豆拌炒5分鐘左右，加入杏仁片一起拌炒2分鐘。

2. 接續步驟 **1**，加入寡糖以大火充分拌炒約1分鐘。

3. 接著置於冰箱中冰鎮。

4. 約20分鐘後取出與低脂牛奶一起食用。

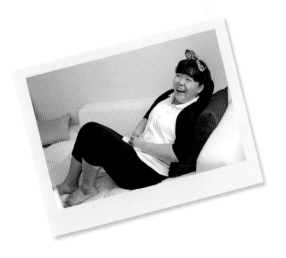

161

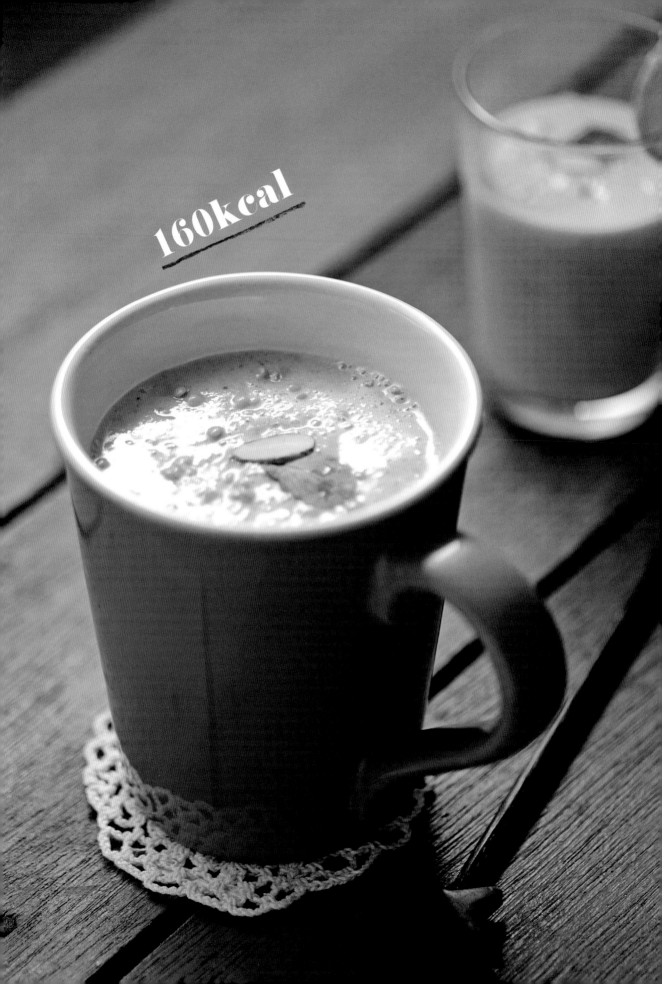

160kcal

小扁豆奶昔

材料

小扁豆	……………………	1/4 杯
香蕉	……………………	1/2 根
低脂牛奶	……………………	1/2 杯
清水	……………………	1/2 杯

製作方法

1. 將小扁豆放入滾水中烹煮約10分鐘左右。

2. 將煮熟的小扁豆、香蕉、低脂牛奶和清水倒入食物調理機當中，充分攪打均勻。

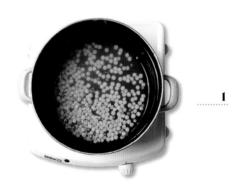

1

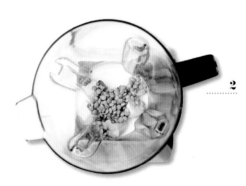

2

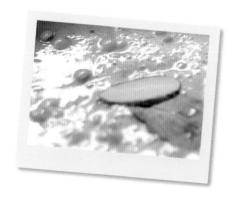

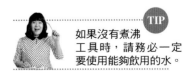

TIP

如果沒有煮沸工具時，請務必一定要使用能夠飲用的水。

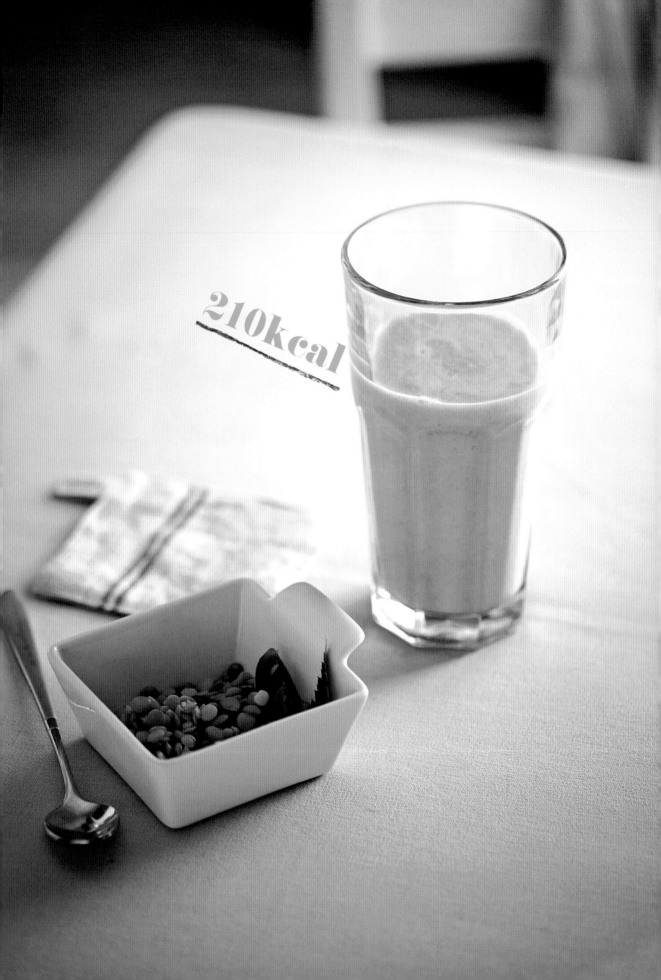

210kcal

小扁豆排毒果汁

材料

小扁豆	…………	1/4 杯
清水	…………	1/4 杯
蘋果	…………	1/4 顆
紅蘿蔔	…………	40公克
芹菜	…………	1/2 根
原味優格	…………	1/4 杯

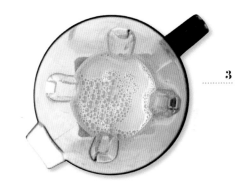

2

製作方法

1. 將水和小扁豆一起倒入鍋中煮沸。

2. 將蘋果、紅蘿蔔和芹菜切成適當大小後放入步驟 **1** 中，滾煮10分鐘左右之後放涼。

3. 將步驟 **2** 的食材與原味優格放入食物調理機中，充分攪打均勻即可。

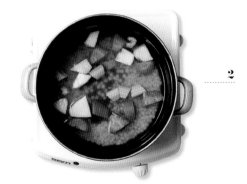

3

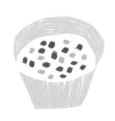

165

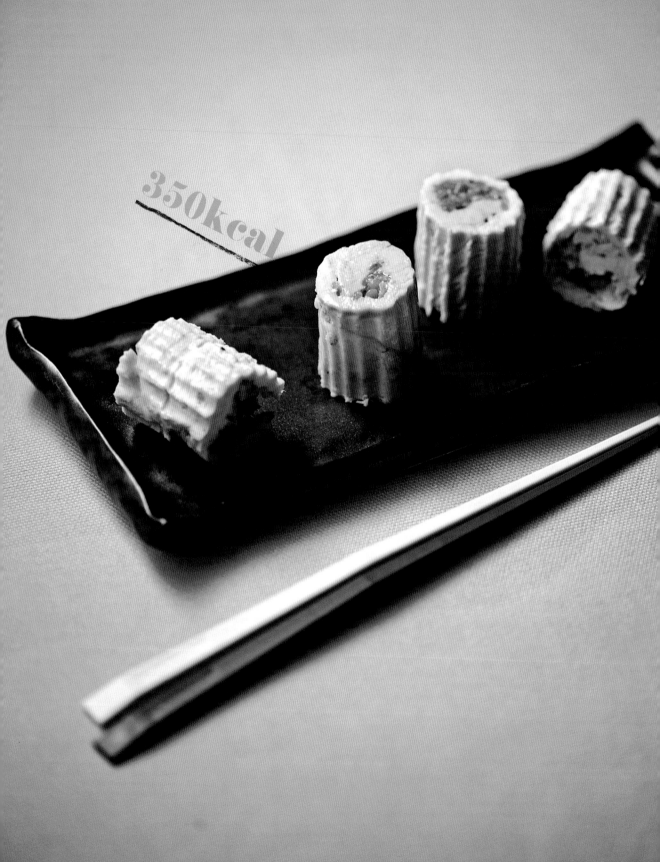

小扁豆雞胸肉捲

褐色 ◯
綠色 ◯
紅色 ●

材料

小扁豆	……………	1/2 杯
雞胸肉	……………	150公克
洋蔥	……………	1/8 顆
紅辣椒	……………	1/2 根
蒜泥	……………	1小匙
醬油	……………	1大匙
胡椒粉	……………	少許

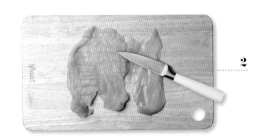

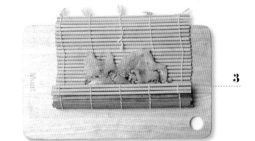

製作方法

1. 將洋蔥和紅辣椒切成細丁狀，加入蒜泥和醬油。

2. 將雞胸肉片成薄片之後，再以刀背敲打，接著撒上胡椒粉。

3. 將雞胸肉置於壽司竹簾上，鋪上步驟 **1** 的食材後捲起。

4. 將步驟 **3** 捲好的竹簾置於電鍋中，蒸煮約10分鐘左右。

5. 取出雞肉捲，切成適當大小即可。

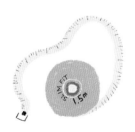

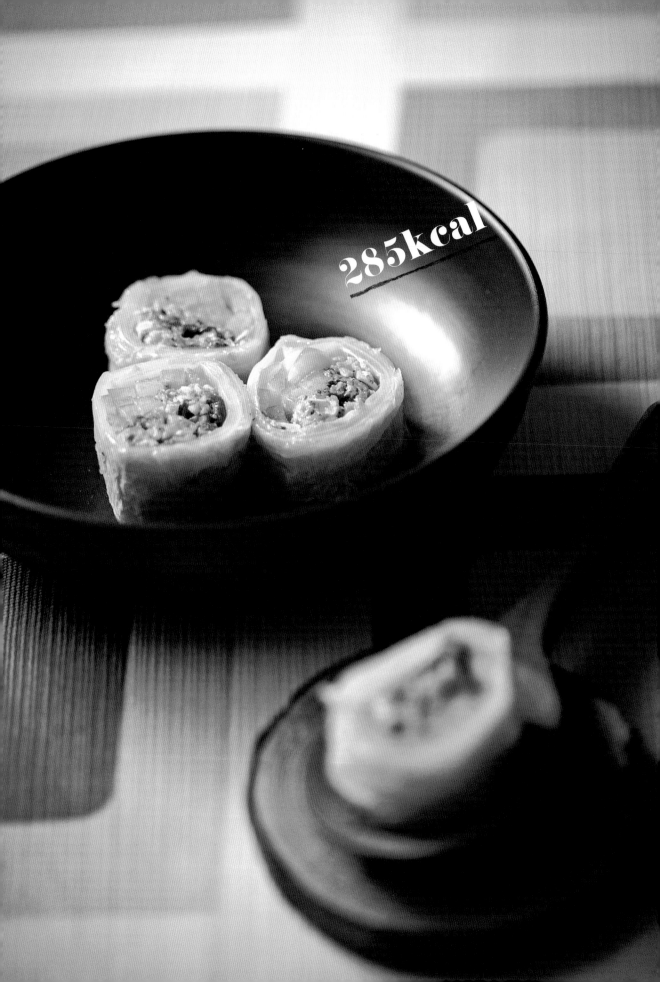

285kcal

小扁豆白菜捲

褐色○
綠色○
紅色●

材料

小扁豆	……………	1/2 杯
大白菜葉	……………	3 片
碎堅果類		
（花生、核桃和松子等等）	……	3大匙
甜椒	……………	1/4 顆
韓式味噌	……………	1小匙

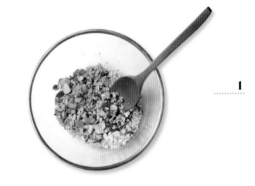

製作方法

1. 將小扁豆放入滾水中煮熟，取出搗碎之後，放入碎堅果類和韓式味噌一起攪拌均勻。

2. 將大白菜葉置於電鍋當中，蒸煮約7分鐘左右。

3. 將甜椒切成細長條狀。

4. 將大白菜葉攤平擺放在壽司竹簾上，接著鋪上切成細長條狀的甜椒和步驟1的食材。

5. 像捲壽司一樣，紮實捲起即完成。

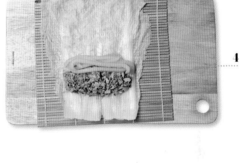

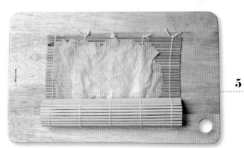

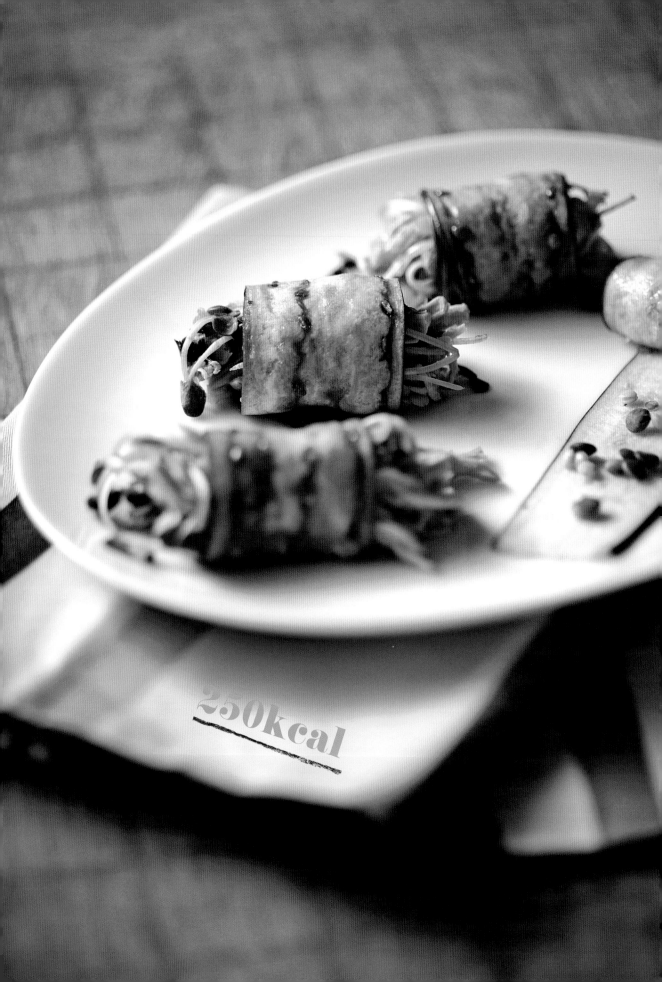

250kcal

小扁豆茄子捲

褐色○
綠色●
紅色●

材料

小扁豆	……………………	1/2 杯
茄子	……………………	1/2 根
雞胸肉	……………………	75公克
苜蓿芽	……………………	適量
醬油	……………………	1大匙
胡椒粉	……………………	少許

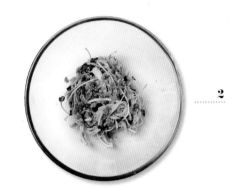
2

製作方法

1. 將小扁豆放入滾水中烹煮約10分鐘左右。

2. 將雞胸肉煮熟後撕成細絲狀,與小扁豆、苜蓿芽、醬油和胡椒粉一起放入碗中,並且充分攪拌均勻。

3. 將茄子切成薄片後,放入平底鍋以中火加熱,直至完全煎熟。

4. 將步驟 **2** 的食材放在茄子薄片上捲起即可。

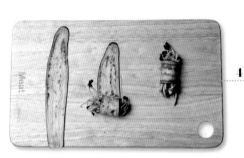
4

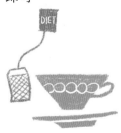

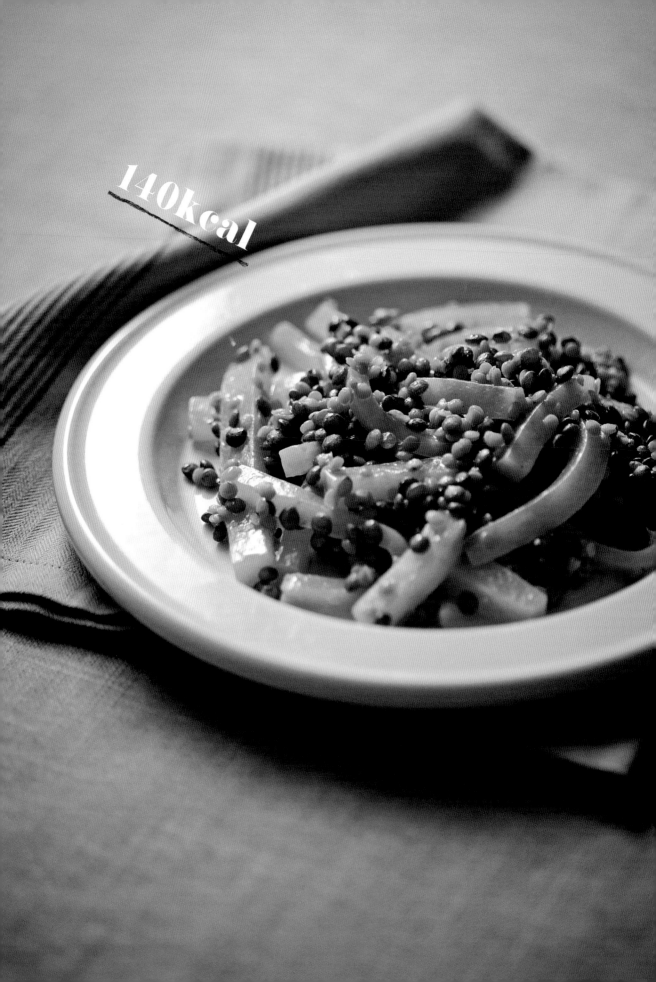
140kcal

小扁豆炒蒟蒻

材料

小扁豆	1/4 杯
蒟蒻	300公克
青椒	1/4 個
青陽辣椒	1/2 根
醬油	2大匙
芝麻	少許

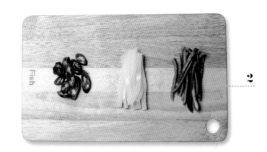

製作方法

1. 將小扁豆放入滾水中烹煮約10分鐘左右。

2. 蒟蒻和青椒切成細長條狀，並將青陽辣椒斜切成片狀。

3. 小扁豆拌炒1分鐘之後，放入蒟蒻一起拌炒。

4. 在步驟 **3** 中加入青椒和青陽辣椒，再拌炒30秒左右，最後加入醬油和芝麻充分攪拌均勻即可。

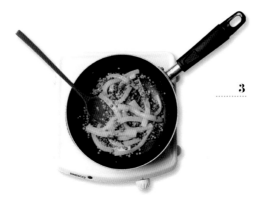

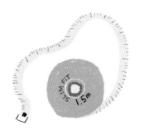

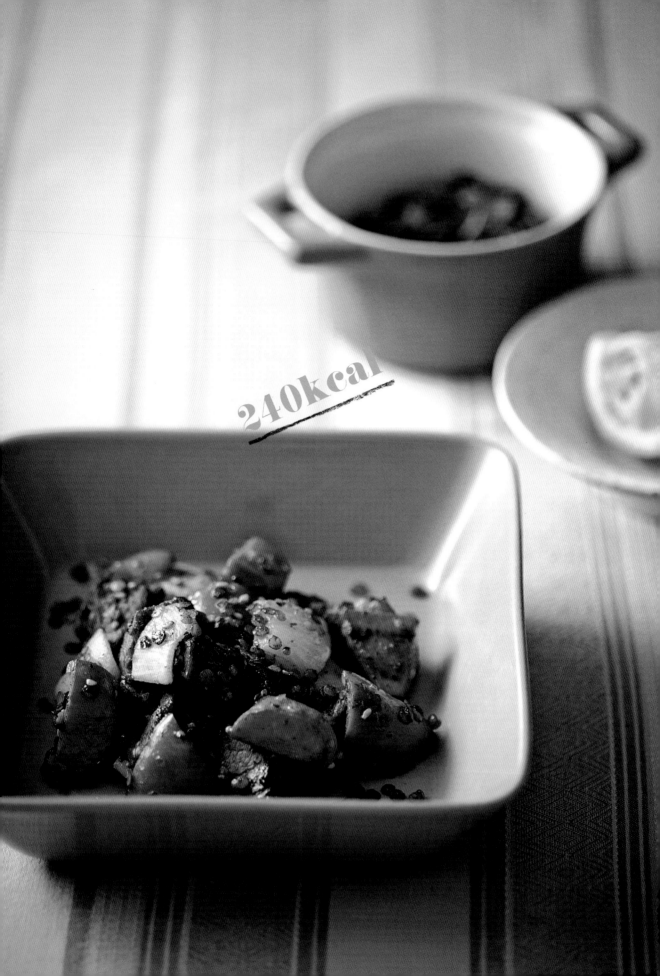

240kcal

小扁豆炒牛肉

材料

小扁豆 …………………………	1/4 杯
牛肉（牛臀肉） …………………	100公克
洋蔥 ……………………………	1/8 個
青椒 ……………………………	1/6 個
紅蘿蔔 …………………………	15公克
紫蘇粉 …………………………	1大匙
鹽巴和胡椒粉 …………………	皆少許

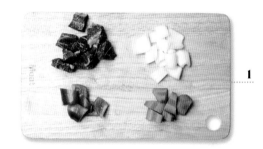

製作方法

1. 將牛肉、洋蔥、青椒和紅蘿蔔全部切成一口的大小。

2. 在預熱好的平底鍋中加入小扁豆，拌炒約2分鐘左右的時間，接著放入步驟 **1** 的食材一起拌炒直到完全熟透為止。

3. 加入紫蘇粉、鹽巴和胡椒粉充分攪拌均勻即可。

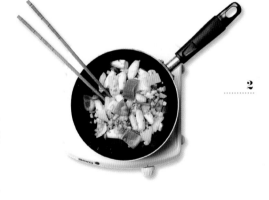

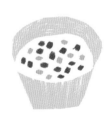

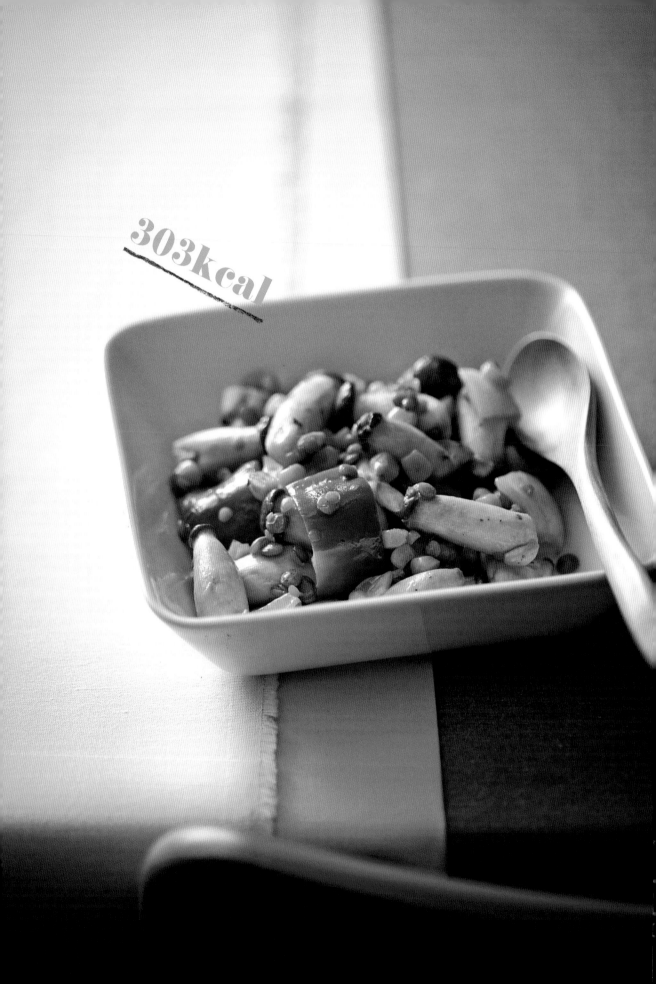
303kcal

小扁豆炒杏鮑菇

褐色 ●
綠色 ●
紅色 ○

材料

小扁豆	……………………	1/4 杯
迷你杏鮑菇	……………………	50公克
洋蔥	……………………	1/8 個
青椒	……………………	1/4 個
玉米罐頭	……………………	2大匙
橄欖油	……………………	1大匙
芝麻油、鹽巴和胡椒粉	………	皆少許

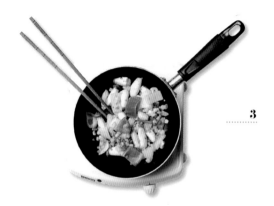

·········· 3

製作方法

1. 將洋蔥和青椒切成一口的大小。

2. 將橄欖油倒入平底鍋中,並且以中火
加熱,放入小扁豆拌炒約2分鐘,再加
入洋蔥和青椒拌炒2分鐘左右。

3. 將迷你杏鮑菇加入步驟 **2** 中,拌炒3分
鐘左右之後,加入玉米、鹽巴、胡椒
粉和芝麻油之後攪拌均勻即可。

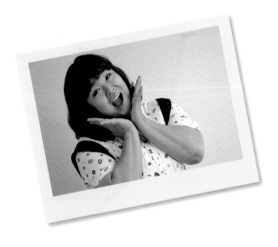

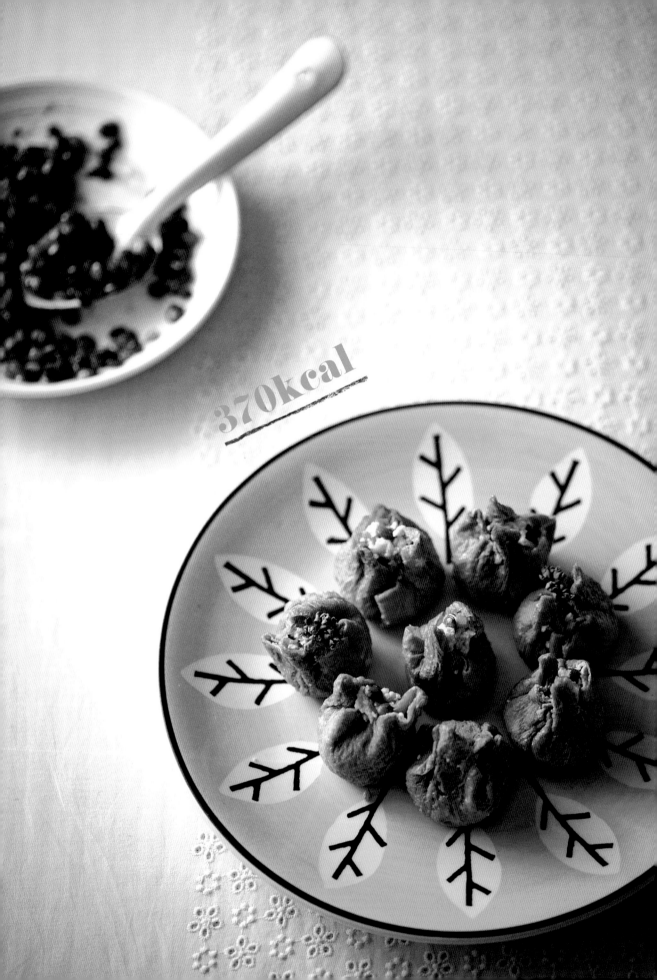

370kcal

小扁豆油豆腐包

褐色○
綠色○
紅色●

材料

小扁豆	……………………	1/4 杯
豆腐	……………………	1/2 塊
油豆腐	……………………	6 塊
紅蘿蔔	……………………	15公克
雞蛋	……………………	1 顆

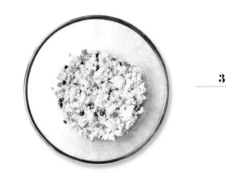

3

製作方法

1. 將小扁豆和豆腐分別放入滾水中煮熟後撈起瀝乾水分。

2. 將紅蘿蔔切成細丁狀。

3. 將豆腐搗碎後,加入小扁豆和紅蘿蔔攪拌均勻。

4. 將油豆腐內部挖除之後,填入步驟 **3** 中的食材,並且捏成團狀即可。

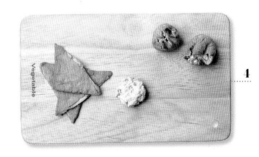

4

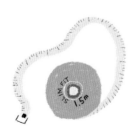

179

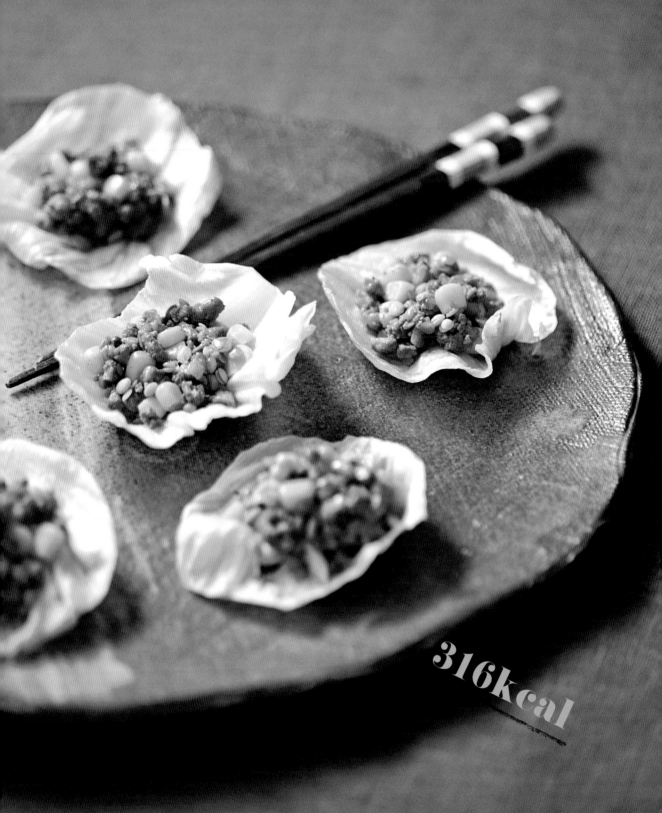

316kcal

小扁豆萵苣包

材料

小扁豆	……………………	1/2 杯
碎牛肉（牛臀肉）	…………	50公克
洋蔥	……………………	1/8 個
洋萵苣	……………………	3 片
玉米罐頭	……………………	3大匙
蒜泥	……………………	1小匙
蠔油	……………………	1小匙
胡椒粉	……………………	皆少許

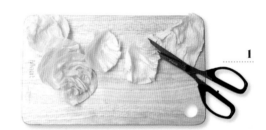

1

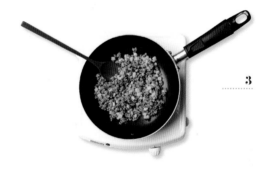

3

製作方法

1. 將洋萵苣切成一口的大小。

2. 將洋蔥切成細丁之後，與蒜泥一起倒入預熱好的平底鍋中，拌炒約1分鐘，接著倒入碎牛肉拌炒，直到牛肉沒有血水為止。

3. 將小扁豆加入步驟 **2** 中，均勻拌炒之後，再加入玉米多拌炒1分鐘左右。

4. 加入蠔油和胡椒粉拌炒，直到調味料與食材充分混合後，再舀一大匙放在每一片洋萵苣上即可。

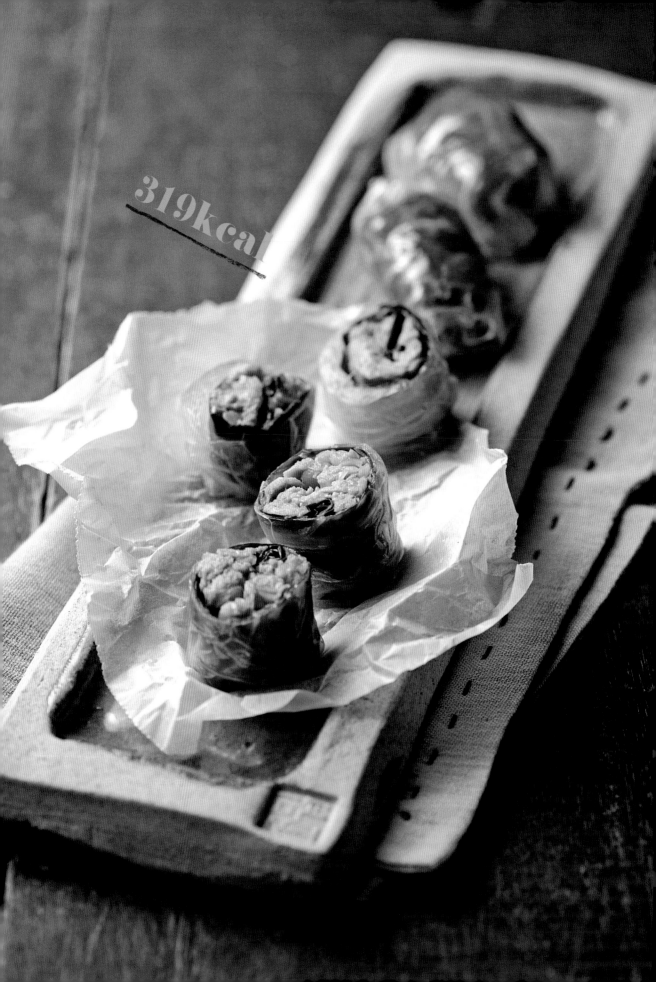

319kcal

小扁豆甘藍包

褐色○
綠色○
紅色●

材料

小扁豆	……………………	1/2 杯
洋蔥	……………………	1/8 個
羽衣甘藍	……………………	6 片
越南春捲皮	……………………	6 片
鮪魚罐頭	……………………	1/4 杯
洋蔥	……………………	1/8 顆

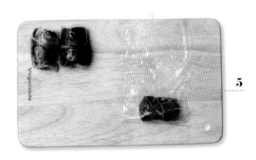

製作方法

1. 將小扁豆放入滾水中烹煮約10分鐘，接著將羽衣甘藍放入蒸籠中蒸煮2分鐘左右。

2. 將鮪魚罐頭倒入盤中，並且將油瀝乾。

3. 將洋蔥切成細碎丁狀之後，放入鮪魚和煮熟的小扁豆一起攪拌。

4. 在每片蒸過的羽衣甘藍上，放一大匙步驟 **3** 中的食材之後捲起來。

5. 將越南春捲皮泡入熱水中膨脹之後，包裹步驟 **4** 的羽衣甘藍捲後即可。

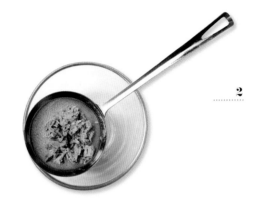

2

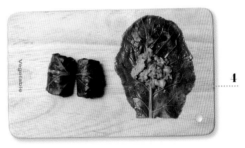

4

5

TIP
在製作甘藍包的時候，羽衣甘藍的葉脈部分要先去除後再使用。

183

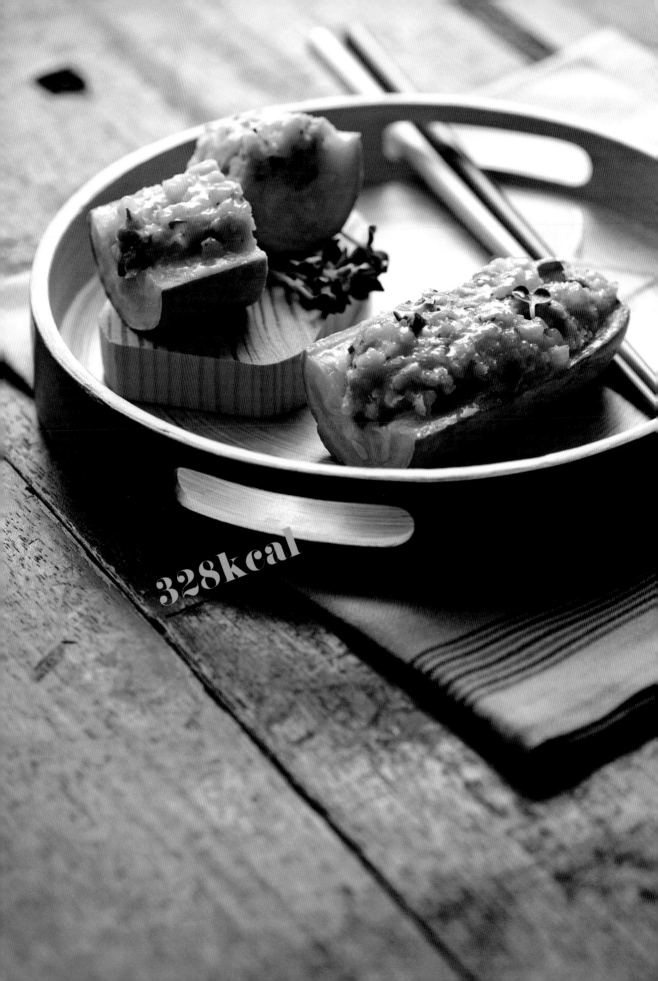

328kcal

小扁豆蒸櫛瓜

褐色〇
綠色●
紅色⬤

材料

小扁豆 ……………………	1/2 杯
櫛瓜 ……………………	1/2 個
去殼蝦子 …………………	1/4 杯
紅辣椒 ……………………	1/2 根
蒜泥 ………………………	1小匙
麵粉、鹽巴和胡椒粉 ………	皆少許

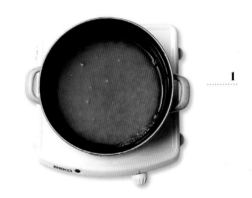

製作方法

1. 將小扁豆放入滾水中烹煮約2分鐘。

2. 將櫛瓜剖半之後挖除中間的籽,再切成 V 字形狀。

3. 將去殼蝦子和紅辣椒切碎成丁之後,把煮熟的小扁豆、蒜泥、麵粉、鹽巴和胡椒粉一起加入攪拌均勻。

4. 在櫛瓜V字部分抹入薄薄一層麵粉,並且將多餘的麵粉拍落,再將步驟 **3** 的食材填入其中,放入電鍋當中,蒸煮約7分鐘即可。

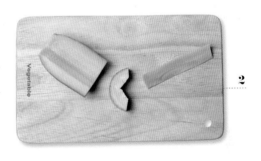

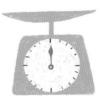

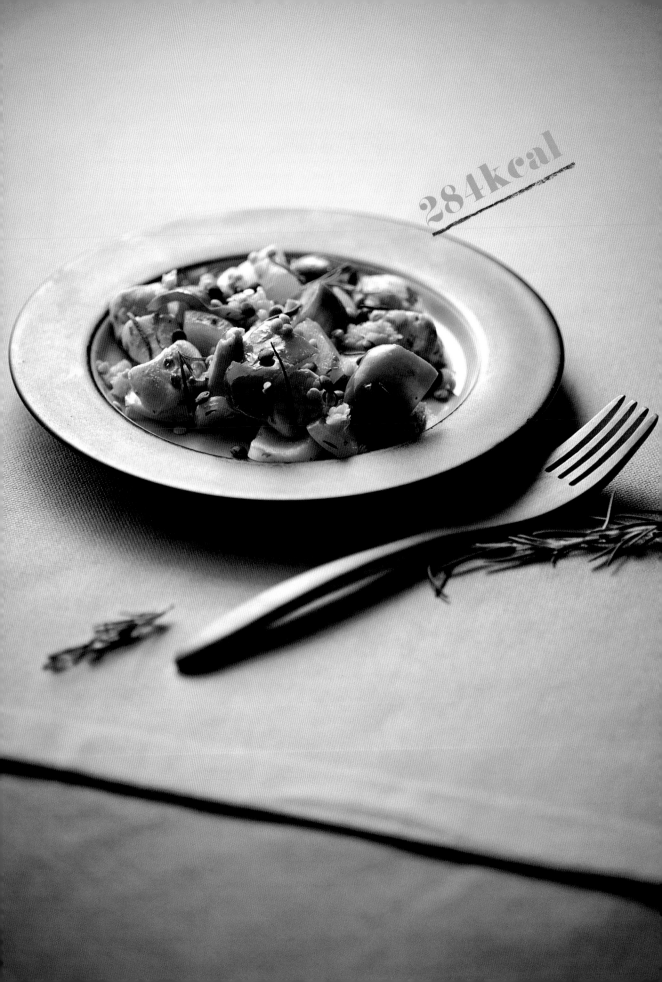

284kcal

小扁豆烤雞胸肉

材料

泡過水的小扁豆 …………… 1/4 杯
雞胸肉 …………… 150公克
洋蔥 …………… 1/8 個
青椒 …………… 1/6 個
鹽巴、香草粉和胡椒粉 ……… 皆少許

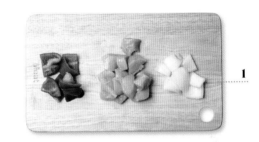
1

製作方法

1. 將雞胸肉、青椒和洋蔥切成一口左右的大小。

2. 在滾水中加入小扁豆和雞胸肉，烹煮約5分鐘。

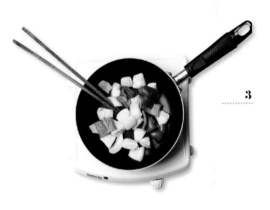
3

3. 在預熱好的平底鍋放入雞胸肉，以中火加熱，充分拌炒至熟透，再放入洋蔥和青椒一起拌炒。

4. 將小扁豆加入步驟 **3** 中，拌炒直到小扁豆的水氣完全消失為止，最後加入鹽巴、香草粉和胡椒粉拌炒均勻即可。

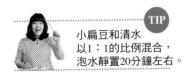

TIP
小扁豆和清水
以1：1的比例混合，
泡水靜置20分鐘左右。

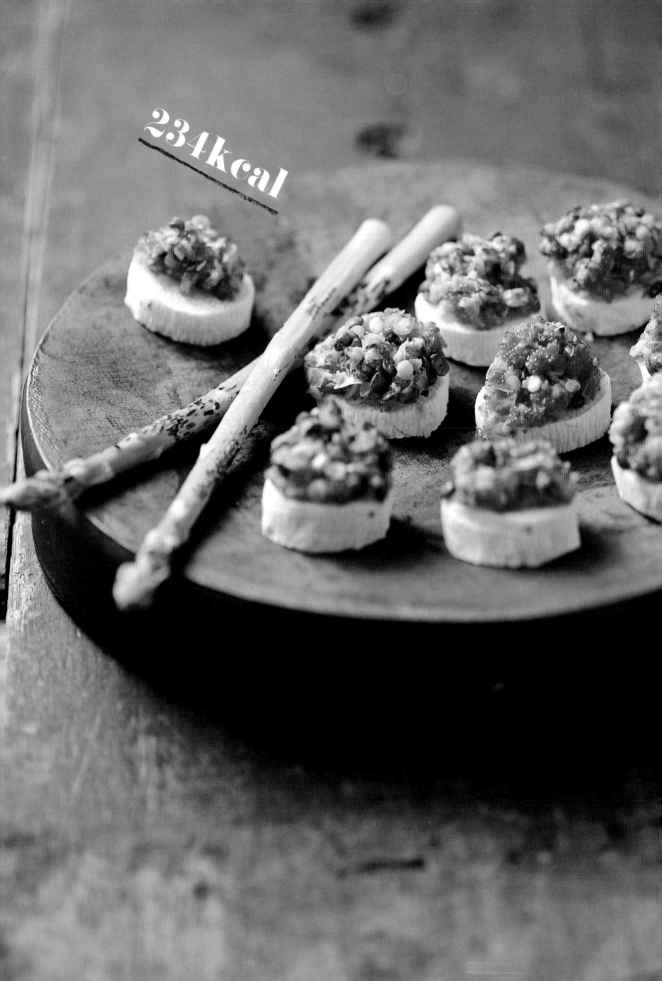

234kcal

小扁豆烤山藥

褐色○
綠色●
紅色●

材料

小扁豆	1/4 杯
山藥	100公克
青椒	1/4 顆
飛魚卵	2大匙
蜂蜜芥末醬	1小匙

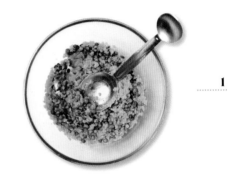
1

製作方法

1. 將小扁豆放入滾水中烹煮約10分鐘，至完全熟透之後撈起壓碎。

2. 將山藥切成每片約為1公分厚度的圓片狀。

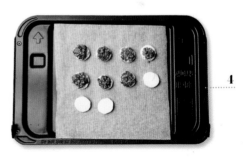
2

3. 將青椒切成細碎丁狀之後，加入搗碎的小扁豆、飛魚卵和蜂蜜芥末醬一起攪拌均勻。

4. 將步驟 **3** 的食材放在山藥片上，放入預熱190度的烤箱中，烘烤約7分鐘即可。

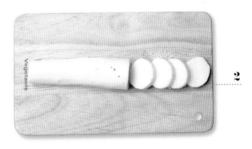
4

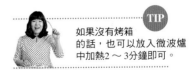

TIP
如果沒有烤箱的話，也可以放入微波爐中加熱2～3分鐘即可。

189

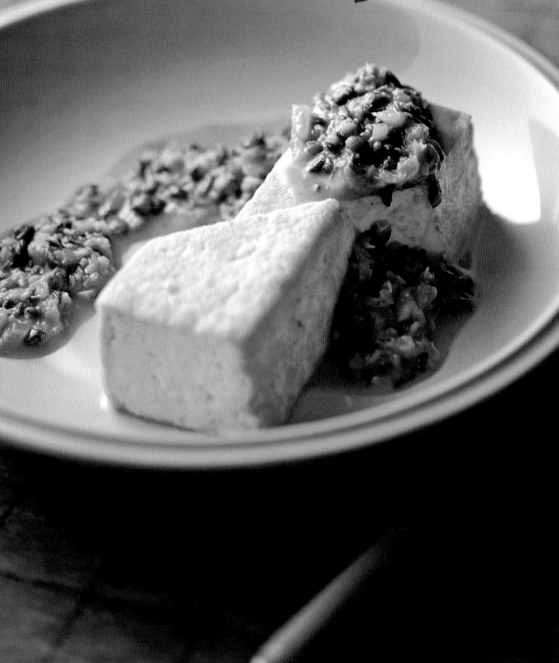

346kcal

小扁豆咖哩豆腐煎

材料

小扁豆	………………………	1/2 杯
豆腐	………………………	1/2 塊
洋蔥	………………………	1/8 顆
咖哩粉	………………………	1大匙

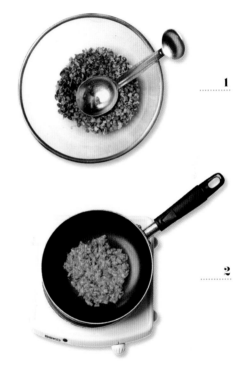

製作方法

1. 將小扁豆放入滾水中烹煮約10分鐘，至完全熟透之後撈起壓碎。

2. 將洋蔥切成細碎丁狀之後，與小扁豆和咖哩粉一起放入平底鍋中，倒入清水燉煮至濃稠為止。

3. 將豆腐以大火煎煮之後，加入步驟 **2** 的食材拌勻即可。

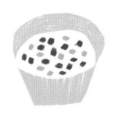

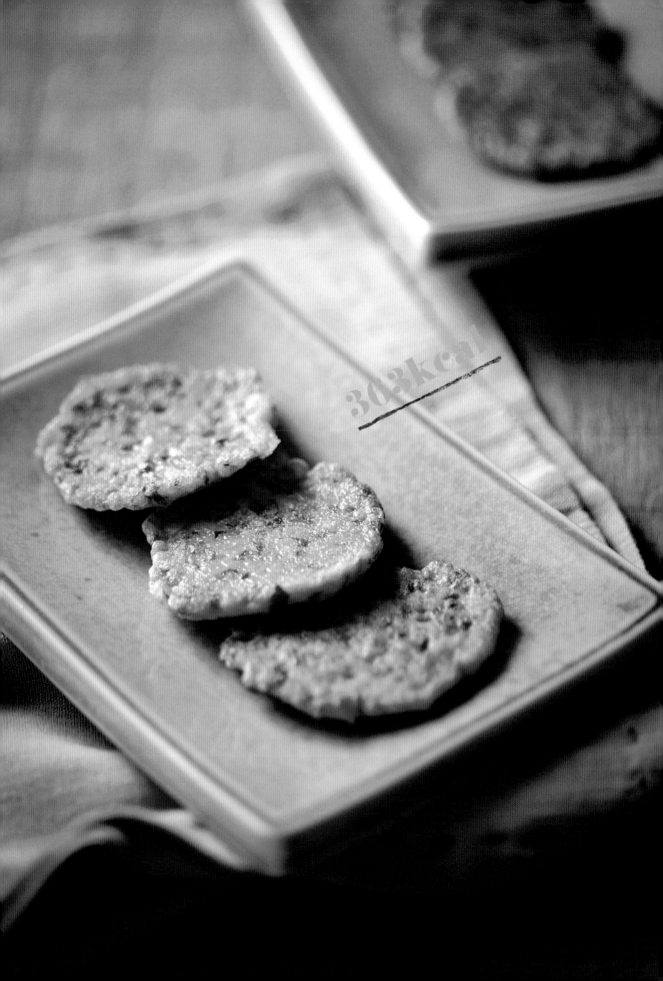

303kcal

小扁豆煎餅

材料

小扁豆	1/4 杯
韭菜	3 根
芝麻葉	2 片
紅辣椒	1/2 根
油炸粉	1/2 杯
雞蛋	1 顆
蒜泥	1小匙
橄欖油	1小匙
鹽巴和胡椒粉	皆少許

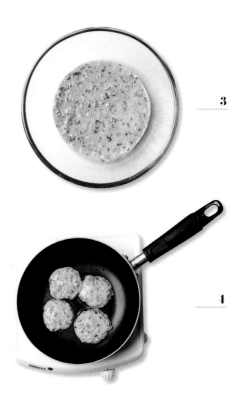

製作方法

1. 將小扁豆放入滾水中烹煮約10分鐘。

2. 將韭菜、芝麻葉和紅辣椒切成細碎丁狀。

3. 除了橄欖油之外,將其他所有的材料全部放入同一個碗中,充分攪拌均勻

4. 將橄欖油倒入平底鍋中以中火加熱,加入步驟 **3** 的材料,完全煎熟即可。

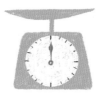

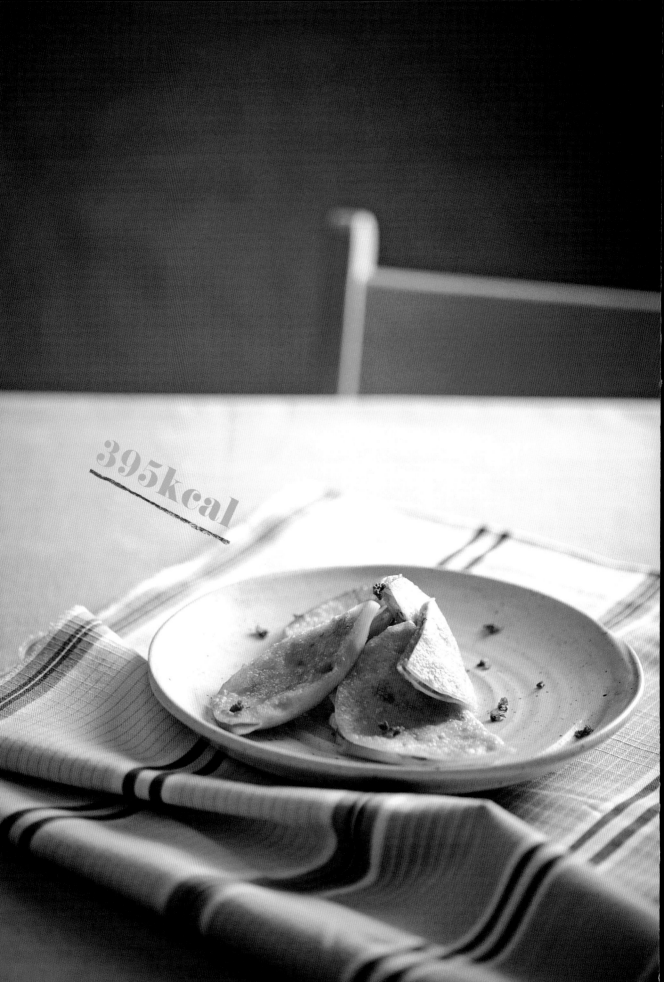

395kcal

小扁豆韭菜盒

材料

小扁豆	……………………	1/2 杯
餃子皮	……………………	6 片
豆腐	……………………	1/4 塊
洋蔥	……………………	1/8 顆
韭菜	……………………	5 根
醬油	……………………	1大匙
胡椒粉	……………………	少許

製作方法

1. 將小扁豆放入滾水中烹煮約10分鐘。

2. 將洋蔥和韭菜切成細丁狀,並把豆腐搗碎之後,與小扁豆、醬油和胡椒粉一起充分攪拌均勻。

3. 將步驟 2 的餃子內餡包入餃子皮中,對折捏成半圓形狀。

4. 將步驟 3 的食材放入預熱好的平底鍋中,煎烤至熟即完成。

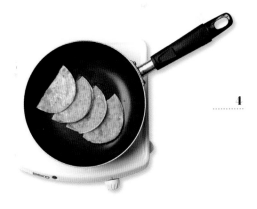

1

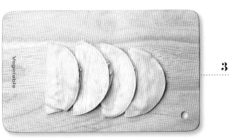

3

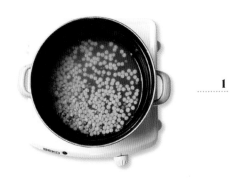

4

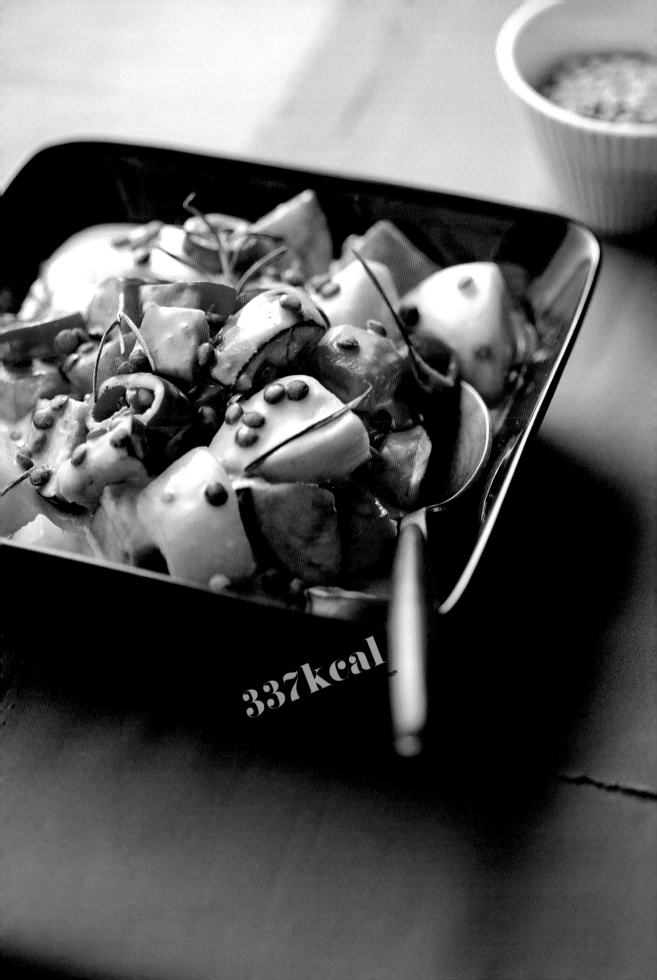

337kcal

小扁豆燉椰奶咖哩

材料

小扁豆	1/4 杯
洋蔥	1/8 顆
茄子	1/6 根
紅蘿蔔	15公克
馬鈴薯	1/2 顆
紅辣椒	1/2 根
椰奶	1/2 杯
清水	1/2 杯
咖哩粉	1大匙
蒜泥	1小匙

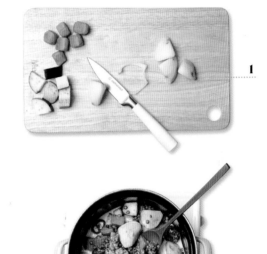

製作方法

1. 將洋蔥、茄子、紅辣椒、馬鈴薯和紅蘿蔔先切成一口的大小。記得要先把馬鈴薯和紅蘿蔔突出的邊角切除。

2. 在湯鍋中放入蒜泥和步驟 1 的食材，稍微翻炒之後，接著加入小扁豆，再翻炒約30秒。

3. 加入咖哩粉，翻炒至咖哩滲進食材之後，接著加入椰奶和清水再煮沸一次。

4. 以中火加熱直到食材全都熟透，燉煮到湯汁轉為濃稠即可。

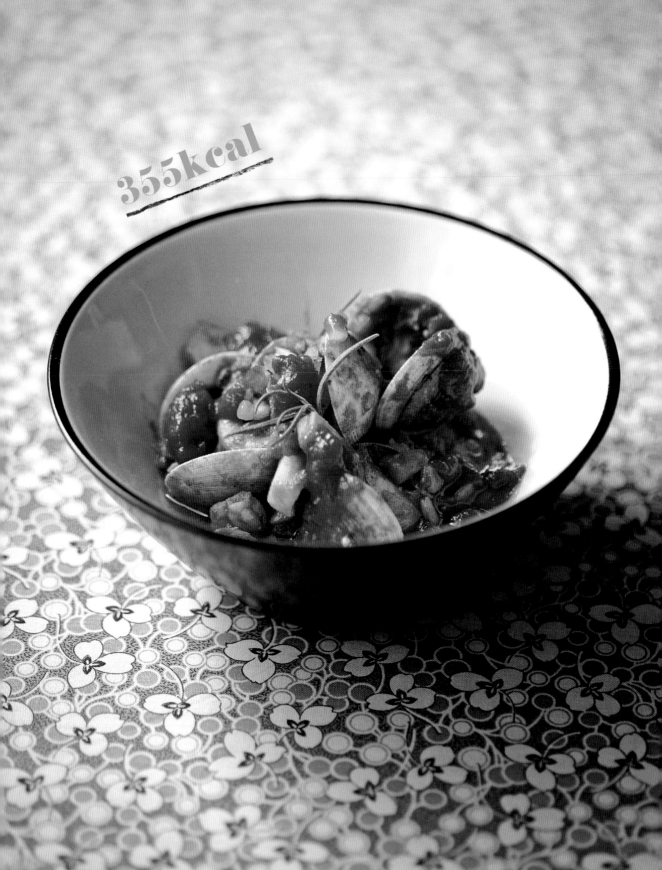
355kcal

小扁豆燉海鮮

褐色〇
綠色●
紅色●

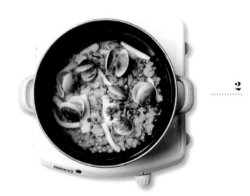

材料

小扁豆	1/2 杯
任何海鮮類	
（魷魚、蛤蠣和蝦子等等）	1 杯
洋蔥	1/8 顆
青陽辣椒	1/2 根
番茄醬	1/4 杯
胡椒粉	少許

製作方法

1. 先將洋蔥和青陽辣椒切成細丁狀。

2. 將湯鍋預熱後，放入洋蔥和所有的海鮮拌炒2分鐘左右，再加入小扁豆。

3. 加入番茄醬之後，加水調整其濃稠度，以小火加熱燉煮約10分鐘。

4. 最後加入胡椒粉和青陽辣椒丁，充分攪拌均勻即可。

.... 2

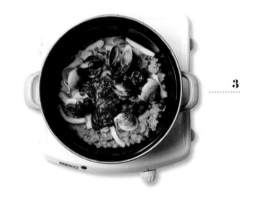

.... 3

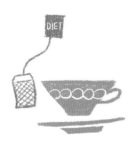

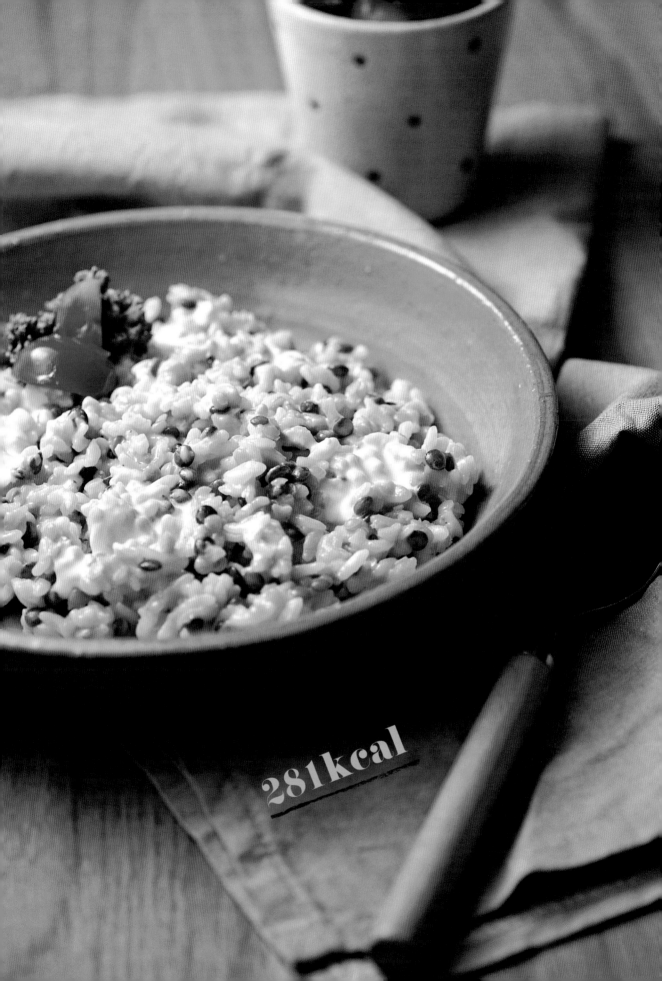

281kcal

小扁豆焗烤飯

材料

小扁豆	……………………	1/4 杯
白米飯	……………………	1/2 碗
牛奶	……………………	1/2 杯
清水	……………………	1/2 杯
起司片	……………………	1/2 片
鹽巴和胡椒粉	………………	皆少許

製作方法

1. 將小扁豆放入湯鍋中，倒入清水，加熱翻炒約1分鐘。

2. 放入白米飯，與小扁豆充分混合在一起。

3. 加入牛奶，以小火加熱直到變為濃稠狀為止，再加入起司片、鹽巴和胡椒粉充分攪拌均勻即可。

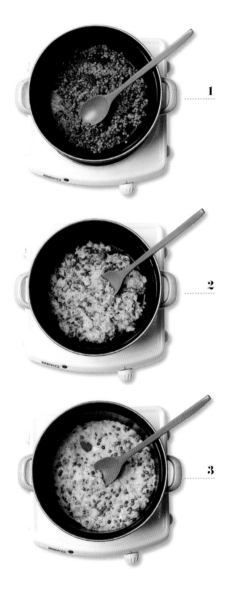

1

2

3

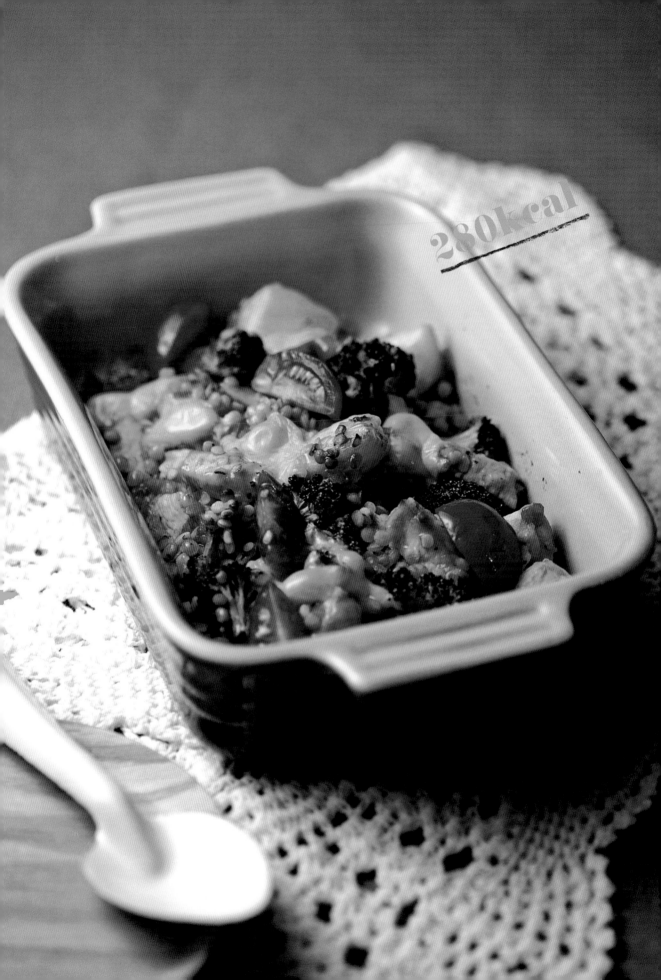

280kcal

小扁豆番茄焗烤

褐色 ◯
綠色 ◯
紅色 ●

材料

小扁豆	……………………	1/4 杯
雞胸肉	……………………	75公克
整顆蒜頭	……………………	5 顆
花椰菜	……………………	1/6 朵
番茄	……………………	1/2 顆
起司片	……………………	1/2 片
橄欖油	……………………	1小匙
香草粉、鹽巴和胡椒粉	………	皆少許

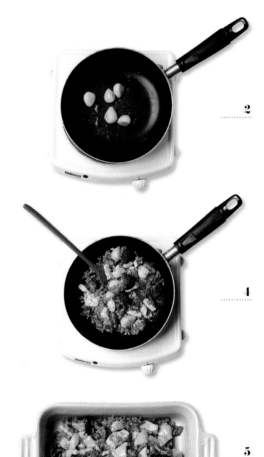

2

4

5

製作方法

1. 先將雞胸肉、花椰菜和番茄全部切成一口的大小。

2. 將橄欖油倒入平底鍋中以小火加熱，加入整顆的蒜頭煎炒，直到顏色轉為金黃即可。

3. 加入小扁豆拌炒約10秒鐘，接著放入雞胸肉一起拌炒。

4. 加入花椰菜和番茄，翻炒1分鐘左右的時間，接著撒上香草粉、鹽巴和胡椒粉調味。

5. 用焗烤專用容器盛裝，並且用手將起司片撕成碎片鋪撒其上，放入預熱190度的烤箱中烤熟即可。

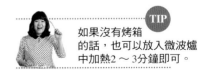

TIP
如果沒有烤箱的話，也可以放入微波爐中加熱2 ～ 3分鐘即可。

203

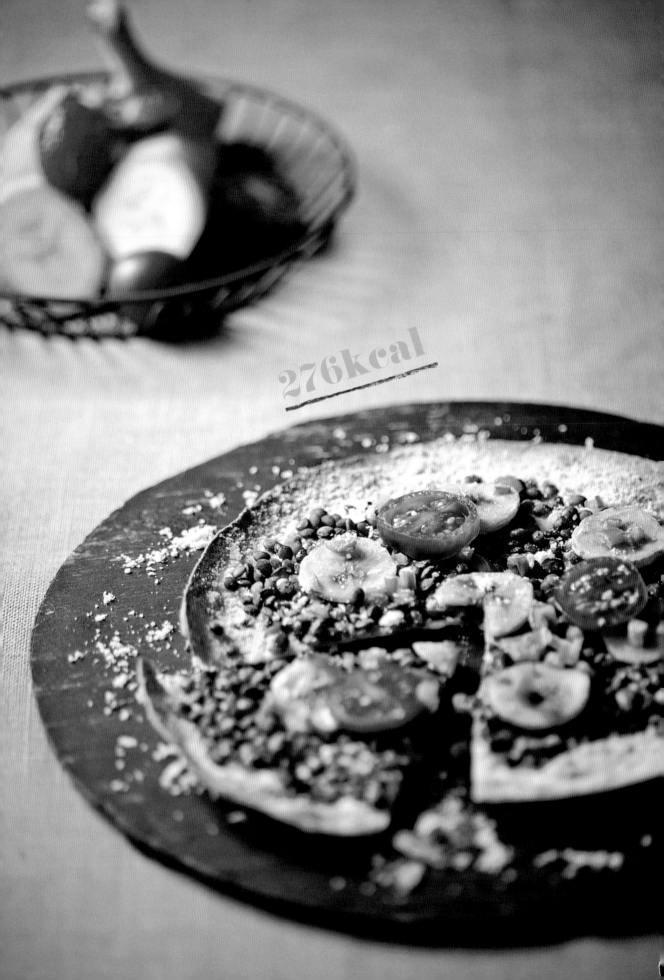

小扁豆墨西哥玉米餅披薩

材料

小扁豆	1/2 杯
墨西哥玉米餅	1 張
香蕉	1/2 根
青椒	1/4 顆
小番茄	2 顆
桂皮粉	1/2小匙
帕馬森起司粉	1大匙
鹽巴和胡椒粉	皆少許

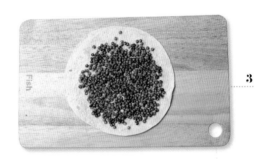

3

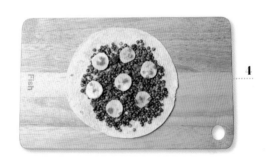

4

製作方法

1. 將小扁豆放入滾水中烹煮約10分鐘。

2. 將香蕉切成薄片,並且將青椒切成細丁。

3. 將帕馬森起司粉撒在墨西哥玉米餅上,並且將煮好的小扁豆鋪在上面。

4. 鋪上步驟 **2** 的香蕉片和青椒丁,撒上桂皮粉、鹽巴和胡椒粉,接著放入預熱180度的烤箱中烘烤約10分鐘。

5. 出爐後將小番茄對半切開,鋪上裝飾即可。

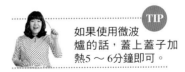

TIP
如果使用微波爐的話,蓋上蓋子加熱5 ～ 6分鐘即可。

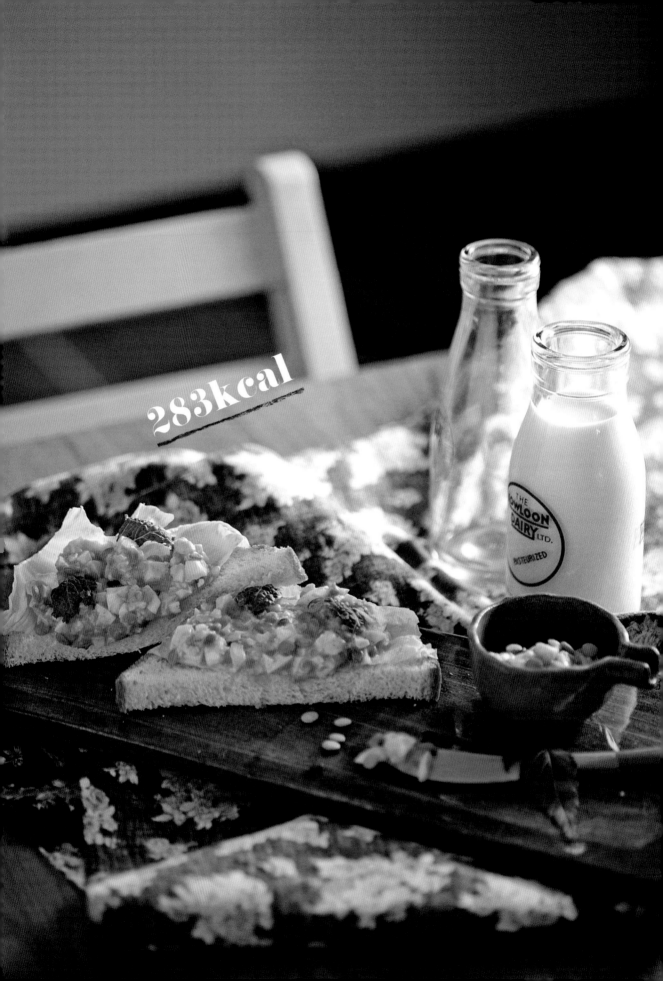

283kcal

小扁豆三明治

材料

小扁豆	……………………	1/4 杯
吐司	……………………	1 片
水煮雞蛋	……………………	1 顆
洋蔥	……………………	1/8 顆
洋萵苣	……………………	1 片
美乃滋	……………………	1小匙
辣椒醬	……………………	1大匙

製作方法

1. 將小扁豆放入滾水中烹煮約2分鐘。

2. 將洋蔥和水煮雞蛋切成碎丁狀。

3. 將煮熟的小扁豆、洋蔥丁、水煮雞蛋丁和美乃滋一起充分攪拌均勻。

4. 在步驟 **3** 中加入辣椒醬後攪拌均勻。

5. 在吐司上面舖上洋萵苣，並且將步驟 **4** 的食材鋪蓋於上即可。

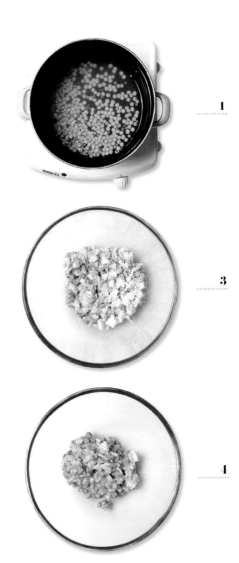

1

3

4

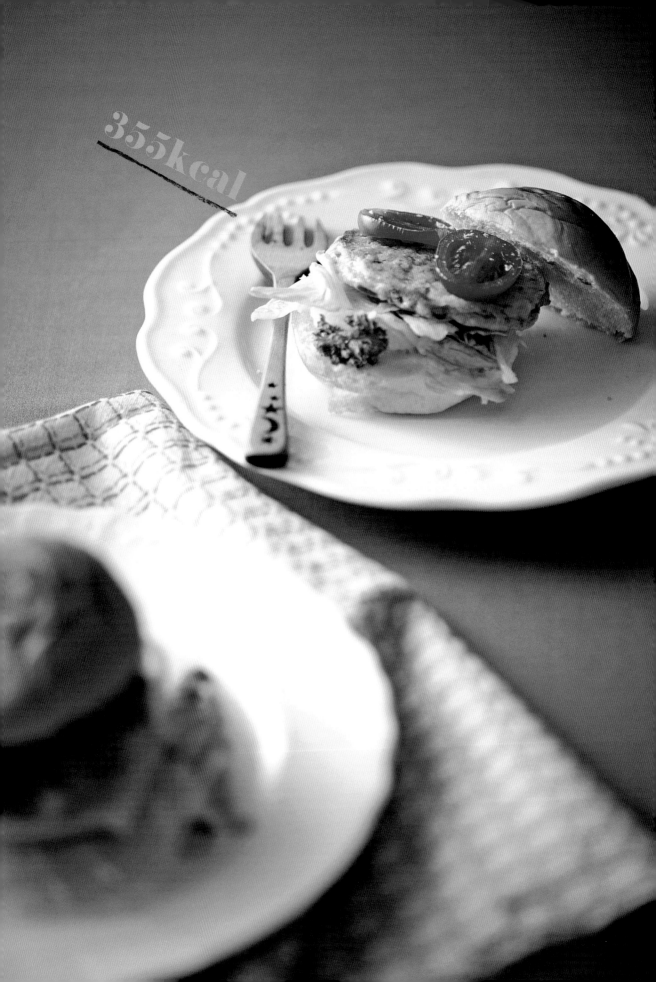

355kcal

小扁豆漢堡

褐色○
綠色●
紅色◍

材料

小扁豆	…………………	1/4 杯
小餐包	…………………	2 個
洋蔥	…………………	1/8 顆
青椒	…………………	1/6 顆
小番茄	…………………	2 顆
雞蛋	…………………	1 顆
洋蔥	…………………	1/8 顆
洋萵苣	…………………	1 片
蜂蜜芥末醬	…………………	1大匙
鹽巴和胡椒粉	…………………	皆少許

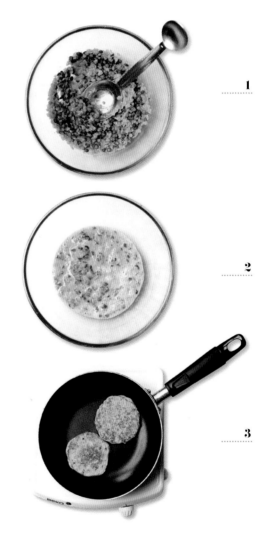

1

2

3

製作方法

1. 將小扁豆放入滾水中烹煮約10分鐘，撈起搗碎。

2. 將洋蔥和青椒切成碎丁狀後，加入搗碎的小扁豆和雞蛋、鹽巴和胡椒粉一起攪拌均勻。

3. 預熱好的平底鍋上，放入步驟2的食材，煎成漢堡排的形狀，直到兩面均熟透為止。

4. 將餐包切開一分為二，抹上蜂蜜芥末醬，鋪上洋萵苣和小番茄、漢堡排即可。

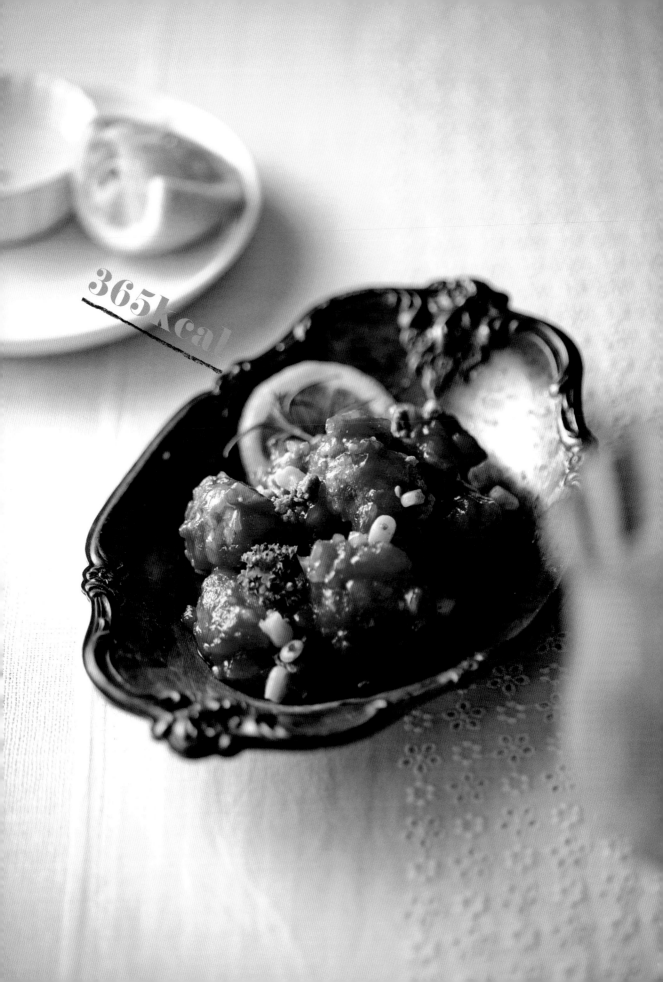

365Kcal

小扁豆肉丸子

褐色○
綠色○
紅色●

材料

小扁豆	……………………	1/2 杯
雞胸肉	…………	1/2小塊（約75公克）
洋蔥	……………………	1/8 顆
青椒	……………………	1/8 顆
蒜泥	……………………	1小匙
番茄醬	……………………	3大匙
辣醬油	……………………	1大匙
橄欖油	……………………	1小匙
鹽巴和胡椒粉	……………………	皆少許

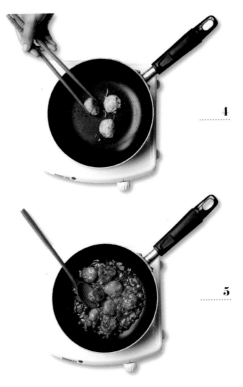

3

4

5

製作方法

1. 將小扁豆放入滾水中烹煮約10分鐘，撈起搗碎。

2. 將雞胸肉、洋蔥和青椒切成細丁狀。

3. 加入搗碎的小扁豆、雞胸肉丁、蒜泥、鹽巴和胡椒粉一起攪拌均勻之後，捏出圓球狀。

4. 將橄欖油倒入平底鍋以中火加熱，放上步驟 **3** 的食材煎至完全熟透。

5. 將洋蔥丁、青椒、番茄醬和辣醬油全部放入平底鍋中，攪拌燉煮直到變濃稠為止。

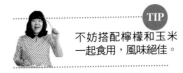

TIP
不妨搭配檸檬和玉米一起食用，風味絕佳。

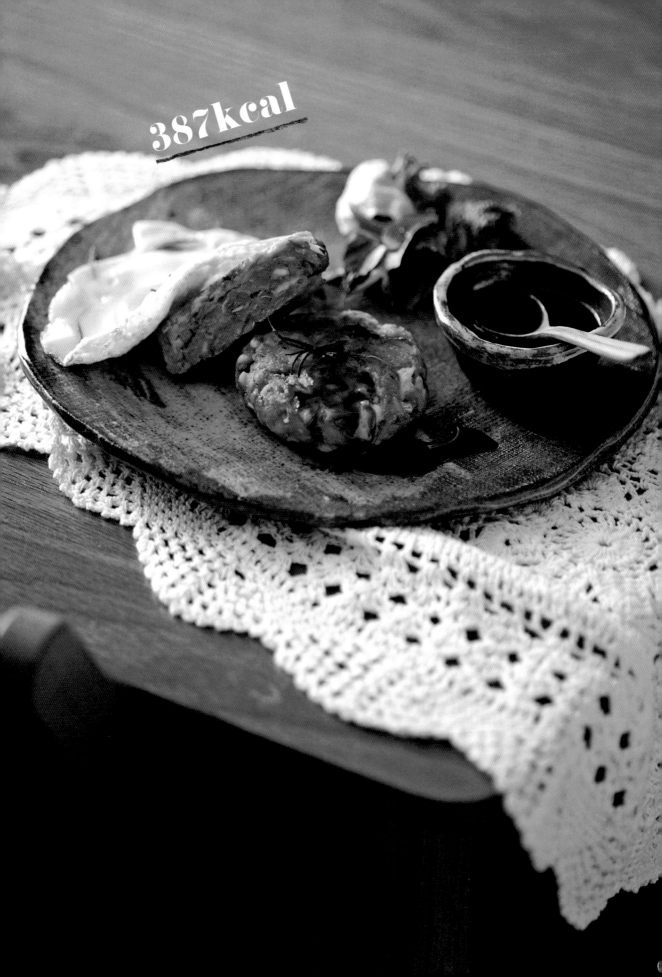

387kcal

小扁豆肉排

褐色○
綠色○
紅色●

材料

小扁豆	……………………………	1/2 杯
雞胸肉	…………	1/2小塊（約75公克）
黃豆粉	……………………………	1大匙

碎堅果類（花生、核桃和松仁等等）　3
大匙

蒜泥	……………………………	1小匙
醬油	……………………………	2大匙
蜂蜜	……………………………	1大匙
清水	……………………………	2大匙
鹽巴和胡椒粉	…………………	皆少許

製作方法

1. 將小扁豆放入滾水中烹煮約10分鐘，撈起搗碎。

2. 將雞胸肉切成碎丁狀之後，加入搗碎的小扁豆、黃豆粉、碎堅果類、蒜泥、鹽巴和胡椒粉一起攪拌均勻。

3. 在預熱好的平底鍋上，放入步驟 **2** 的食材，煎成漢堡排的形狀，直到兩面均熟透為止。

4. 將醬油、蜂蜜和清水熬煮成醬汁，淋在肉排上即可食用。

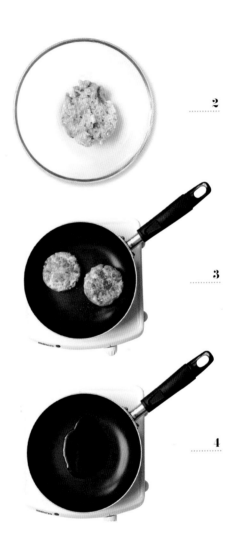

2

3

4

213

終於，發現減重的「種子」

我是一年365天都在減重的人。只要我說「我目前正在減重」，身邊的人就會驚訝地回我說，我到底哪裡還需要瘦啊？這句話雖然讓我很開心，但這可是我一年到頭都在減重才有的成果。

極度喜愛美食的我，是那種只要一吃多就會胖的體質。但是我的職業是料理研究家，比一般人吃得還要多，也必須經常試吃，因此，只要我稍有鬆懈，很容易就會多長出3、5公斤的肥肉。也因此，我不得不把365天都拿來減重，別無他法。

因為我喜歡運動，所以我會做有氧體操，也固定上健身房，但是一旦我忙著工作，首先放棄的就是運動。每當這時候，我就會特別在意每天吃進的食物。首先我會盡可能地採取低鈉飲食法，並且以一碗的分量來進食。而食材則盡量選擇含有豐富食物纖維，同時脂肪含量較低的食物。其實只要對自己吃進的食物稍加用心，馬上就能夠反映在身體健康上。

最近我的減重料理是小扁豆。雖然我從以前就對小扁豆有些認識，但在準備這本書的過程中，我特別下了苦心研究，因此對小扁豆更加著迷了。站在製作料理的人的立場來看，小扁豆真的是一種相當奇特的料理，它的味道和香氣既特殊又不過於突出，因此能夠和任何食材作搭配。此外，從營養層面來看的話，可以媲美肉類，也可以媲美蔬菜，所以與任何食材都能夠達到互補的作用。

為了盡可能將小扁豆的優點呈現出來，書中的食譜都是經過精心設計而成。一開始是以我們最喜愛、最習慣的白米飯做

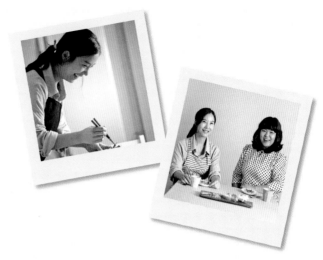

為基底來搭配，以幫助適應小扁豆的味道。接著是沙拉、麥片和奶昔等簡單方便的輕食，而當想要好好吃一頓正餐時，也可以選擇西式肉排和肉丸等料理。當然這所有的料理熱量都控制在400 kcal以內，屬於低卡路里餐，同時也是低鈉料理。

這本書是我個人的第二本料理書，巧的是這兩本都是瘦身書籍。我從小時候開始，體重經常上上下下，屬於容易肥胖臃腫的體質，因此我對減重一向非常用心研究，簡直可以說是減重博士了。現在我既然身為兩本瘦身食譜書的作者，我有著更大的責任感和自信心，也希望更深入鑽研瘦身料理法。

最後，在此我要由衷感謝我的老師，也就是素有韓國蔬菜專家之稱的金恩敬老師，以及那些經常督促我，使我得以成長的所有貴人們，在這裡我也要致上十二萬分的謝意。

2014年 秋天
洪性蘭

小扁豆瘦身法：50天腰瘦11公分，減重12公斤！

作　　者──梁海琳、洪性蘭
譯　　者──張亞薇
監　　修──李勝霖
責任編輯──楊淑媚
封面設計──林曉涵
排　　版──極翔企業有限公司
校　　對──楊淑媚、朱晏瑭
行銷企劃──塗幸儀
董 事 長
總 經 理 ──趙政岷
第五編輯部總監──梁芳春
出 版 者──時報文化出版企業股份有限公司
　　　　　　10803台北市和平西路三段二四○號七樓
　　　　　　發行專線─（○二）二三○六─六八四二
　　　　　　讀者服務專線─○八○○─二三一一七○五
　　　　　　　　　　　（○二）二三○四─七一○三
　　　　　　讀者服務傳真─（○二）二三○四─六八五八
　　　　　　郵撥─一九三四四七二四時報文化出版公司
　　　　　　信箱─台北郵政七九～九九信箱

時報悅讀網──www.readingtimes.com.tw
電子郵件信箱──yoho@readingtimes.com.tw
法律顧問──理律法律事務所 陳長文律師、李念祖律師
印　　刷──詠豐印刷有限公司
初版一刷──二○一五年六月五日
定　　價──新台幣三八○元

國家圖書館出版品預行編目資料

小扁豆瘦身法/梁海琳、洪性蘭作-- 初版--
臺北市：時報文化,2015.6　面；　公分

ISBN 978-957-13-6283-0（平裝）

1.瘦身 2.食譜

411.94　　　　　　　　　　104008539

⊙行政院新聞局局版北市業字第八○號
版權所有　翻印必究
（缺頁或破損的書，請寄回更換）

Diet Recipies with Lentils © 2014 by Yang haelim, Hong sungran.
All rights reserved.
First published in Korea in 2014 by Chungrim Publishing Co., Ltd.
This translation rights arranged with Chungrim Publishing Co., Ltd.
Through Shinwon Agency Co., Seoul
Traditional Chinese translation rights © 2015 by China Times Publishing Company.

ISBN 978-957-13-6283-0
Printed in Taiwan